临床百家

中国医学临床百家

肖志坚 / 著

骨髓增生异常综合征

肖志坚2025观点

科学技术文献出版社
SCIENTIFIC AND TECHNICAL DOCUMENTATION PRESS
·北京·

图书在版编目（CIP）数据

骨髓增生异常综合征肖志坚2025观点 / 肖志坚著. 北京 ：科学技术文献出版社，2025. 6. -- ISBN 978-7-5235-2458-9

Ⅰ. R551. 3

中国国家版本馆 CIP 数据核字第 20251VF423 号

骨髓增生异常综合征肖志坚2025观点

策划编辑：任冬玲　责任编辑：帅莎莎　任冬玲　责任校对：彭　玉　责任出版：张志平

出 版 者　科学技术文献出版社
地　　址　北京市复兴路15号　邮编　100038
编 务 部　（010）58882938，58882087（传真）
发 行 部　（010）58882868，58882870（传真）
邮 购 部　（010）58882873
官方网址　www.stdp.com.cn
发 行 者　科学技术文献出版社发行　全国各地新华书店经销
印 刷 者　中煤（北京）印务有限公司
版　　次　2025 年 6 月第 1 版　2025 年 6 月第 1 次印刷
开　　本　710×1000　1/16
字　　数　76千
印　　张　8.75
书　　号　ISBN 978-7-5235-2458-9
定　　价　98.00元

序

Preface

韩启德

欧洲文艺复兴后，以维萨利发表《人体构造》为标志，现代医学不断发展，特别是从19世纪末开始，随着科学技术成果大量应用于医学，现代医学发展日新月异，发生了根本性的变化。

在过去的一个世纪里，我国现代化进程加快，现代医学也急起直追。但由于启程晚，经济社会发展落后，在相当长的时期里，我国的现代医学远远落后于发达国家。记得20世纪50年代，我虽然生活在上海这个最发达的城市里，但是母亲做子宫切除术还要到全市最高级的医院才能完成；

我患猩红热继发严重风湿性心包炎，只在最严重昏迷时用过一点青霉素。20 世纪 60—70 年代，我从上海第一医学院毕业后到陕西农村基层工作，在很多时候还只能靠“一根针，一把草”治病。但是改革开放仅仅 30 多年，我国现代医学的发展水平已经接近发达国家。可以说，世界上所有先进的诊疗方法，中国的医生都能做，有的还做得更好。更为可喜的是，近年来我国医学界开始取得越来越多的原创性成果，在某些点上已经处于世界领先地位。中国医生已经不再盲从发达国家的疾病诊疗指南，而能根据我们自己的经验和发现，根据我国自己的实际情况制定临床标准和规范。我们越来越有自己的东西了。

要把我们“自己的东西”扩展开来，要获得越来越多“自己的东西”，就必须加强学术交流。我们一直非常重视与国外的学术交流，第一时间掌握国外学术动向，越来越多地参与国际学术会议，有了“自己的东西”也总是要在国外著名刊物去发表。但与此同时，我们更需要重视国内的学术交流，第一时间把自己的创新成果和可贵的经验传播给国内同行，不仅为加强学术互动，促进学术发展，更为学术成果的推广和应用，推动我国医学事业发展。

我国医学发展很不平衡，经济发达地区与落后地区之间差别巨大，先进医疗技术往往只有在大城市、大医院才能开展。在这种情况下，更需要采取有效方式，把现代医学的最新进展及我国自己的研究成果和先进经验广泛传播开去。

基于以上考虑，科学技术文献出版社精心策划出版“中国医学临床百家”丛书。每本书涵盖一种或一类疾病，由该疾病领域领军专家撰写，重点介绍学术发展历史和最新研究进展，并提供具体临床实践指导。临床疾病上千种，丛书拟以每年百种以上规模持续出版，高时效性地整体展示我国临床研究和实践的最高水平，不能不说是一个重大和艰难的任务。

我浏览了丛书中已经完稿的几本书，感觉都写得很好，既全面阐述了有关疾病的基本知识及其来龙去脉，又介绍了疾病的最新进展，包括笔者本人及其团队的创新性观点和临床经验，学风严谨，内容深入浅出。相信每一本都保持这样质量的书定会受到医学界的欢迎，成为我国又一项成功的优秀出版工程。

“中国医学临床百家”丛书出版工程的启动，是我国现代医学百年进步的标志，也必将对我国临床医学发展起到积极的推动作用。衷心希望“中国医学临床百家”丛书的出版取得圆满成功！

是为序。

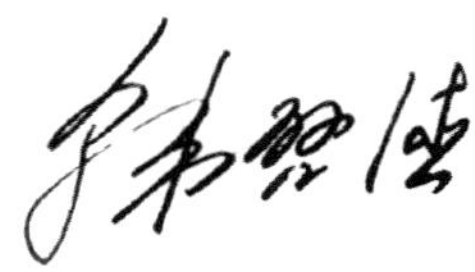

2016 年作于北京

作者简介

Author introduction

肖志坚，主任医师，北京协和医学院长聘教授，博士研究生导师。现任中国医学科学院血液病医院（血液学研究所）副院（所）长，MDS 和 MPN 诊疗中心主任，血液病理诊断中心主任。担任中华医学会血液学分会副主任委员和白血病淋巴瘤学组组长，《中华血液学杂志》《国际输血及血液学杂志》《白血病·淋巴瘤》杂志副主编，*Blood Review* 等杂志编委。

主攻研究方向为髓系肿瘤，特别是骨髓增生异常综合征 / 肿瘤和骨髓增殖性肿瘤的发病分子机制和临床诊治新策略。已承担卫生行业科研专项、国家自然科学基金重点项目等国家及省部级科研项目 30 余项，获得国家科学技术进步奖二等奖 1 项，省部级科技成果奖 8 项。

于国内核心期刊发表论文 300 余篇，在 *New England Journal of Medicine*、*Blood*、*Leukemia* 等杂志发表 SCI 收录论文 130 余篇。主编专著 8 部，参编中文专著 16 部、英文专著 1 部。获得“新世纪百千万人才工程”国家级人选，2005—2006 年度获得“卫生部有突出贡献中青年专家”和“全国优秀科技工作者”等荣誉称号。享受国务院政府特殊津贴。

前言

Foreword

距“难治性贫血”概念的提出已有八十余年了，但医学界对骨髓增生异常综合征（myelodysplastic syndrome，MDS）[最近已更名为骨髓增生异常肿瘤（myelodysplastic neoplasm，MDS）]这组疾病的了解尚不深入。我国在这方面起步较晚，1963年郝玉书教授首次在国内介绍了MDS（当时称“白血病前期”），在杨崇礼教授和郝玉书教授的带领下，我国在20世纪80年代开启了MDS的相关研究。中国医学科学院血液病医院（血液学研究所）率先在国内成立了第1个MDS和MPN诊疗中心，并于2008年被国际MDS基金会授予“MDS卓越中心”称号。

这本书是在《骨髓增生异常综合征肖志坚2018观点》的基础上进行更新的，编写时突出了以下几个特点：其一，重点对我国血液科医师对于MDS理解可能存在的误区，如dysplasia的含义、MDS是一种髓系肿瘤同时又是一种骨髓衰竭性疾病等问题进行阐释。其二，随着第二代测序技术在临床中的广泛应用，MDS的基因突变谱系逐渐明晰。近年来，以基因突变作为单克隆造血的分子标志，骨髓增生异常综合征的诊断与分型取得了重要进展，但同时也带来了新的挑战。据此，对新提出的“潜能未定克隆性造血（CHIP）”“意义未明克隆性血细胞减少（CCUS）”等概念、“WHO（2022）MDS诊断标准”“MDS国际共识分类（ICC）”“基因突变与MDS预后”“基因突变与疗效预测”“MDS分子靶向治疗临床试验”“MDS免疫治疗”和“IWG 2023疗效标准”等悉数进行了解读。其三，关于治疗，强调了“规范”二字。

由于本人知识有限，“观点”选择上也难免存在个人对MDS的理解而带来的偏颇，文字表述也可能不尽臻善，敬请读者斧正。

目 录

Contents

什么是骨髓增生异常综合征（MDS）

1. “骨髓增生异常综合征”定名简史

1938 年，Rhoad 和 Barker 首次提出难治性贫血（refractory anemia，RA）的概念，当时是指那些“造血素”治疗无效的贫血。1942 年 Grüneberg 首次描述了铁粒幼细胞。1956 年，Bjorkman 报道了 4 例特发性获得性铁粒幼细胞贫血（acquired sideroblastic anemia，ASA）。1953 年，Block 提出了白血病前期（preleukemia，PL）的概念，在随后的报道中，白血病前期主要包括法国 Dreyfus 等提出的难治性贫血伴原始细胞增多（refractory anaemia with excess blasts，RAEB）和美国 Lichtman 等提出的慢性粒单核细胞白血病（chronic myelomonocytic leukemia，CMML）。1976 年，法美英（France-America-British，FAB）协作组制定的急性白血病分型建议将骨髓造血异常综合征（dysmyelopoietic syndrome）附录其中，该综合征包括 RAEB 和 CMML 2 个亚型。1982 年，FAB 协作组基于 RA、IASA、RAEB 和 CMML 的共同特点——“血细胞减少（cytopenia）”和造血细胞“发育异常（dysplasia）”，将其命名为骨髓增生异常综合征（myelodysplastic syndrome，MDS），在其分型建议中除前述疾病外，基于当时急性髓细胞性白血病（acute myelogenous leukemia，AML）已进入联合化学治疗（简称：化疗）时代，但支持治疗效果较差，化疗相关风险较高，为了给医师一个“等待和观察”的“灰区”，增加了“RAEB-t”这一新亚型。在第 5 版 WHO 造血与淋巴组织肿瘤分类中，为了强调该疾病的肿瘤特性，同时与“骨髓增殖性肿瘤（myeloproliferative neoplasm，MPN）”的命名保持一致性，将骨髓增生异常综合征更名为骨髓增生异常肿瘤（myelodysplastic neoplasm），但英文缩写依然沿用 MDS。

2. 世界卫生组织对 MDS 的定义原理

世界卫生组织（WHO）造血和淋巴组织肿瘤分类方案中对 MDS 的定义为：MDS 是一组克隆性造血干细胞疾病，其特征是血细胞减少，髓系细胞单系或多系发育异常，无效造血，以及演变为 AML 的风险增高。从该定义中可以看出，MDS 的病理生理本质是：①起源于造血干细胞的克隆性疾病；②粒细胞系、红细胞系和巨核细胞系单系或多系发育异常；③无效造血。

MDS 的临床表现主要是外周血 1 个系别或多个系别血细胞计数减少及由此导致的症状和体征，疾病结局是骨髓衰竭或演变为 AML。

3. 从 dyplasia 来理解 myelodysplasia 的含义

“dyplasia”是一个病理学术语，起源于希腊语“δυσπλασία”，是指一组特定的在显微镜下可辨认的重现性细胞发育异常，因此，dysplasia 内在的病理生理基础是细胞发育异常，但其表征是在显微镜下可辨认的重现性细胞形态学异常（dysmorphia）。“myelo-”这一词根的意思是“bone marrow”，据此，“myelodysplasia”的含义为骨髓中髓系细胞（包括红细胞系、粒单核细胞系和巨核细胞系）一个系别或多个系别的发育异常，其表征是在显微镜下可辨认的骨髓和（或）外周血中髓系细胞一个系别或多个系别的重现性细胞形态学异常。由此，我们不难理解在最初的 FAB 协作组制定的分型标准到 WHO 2022 年更新的诊断标准中，为什么血细胞形态学异常一直作为 MDS 诊断和分型的基石。

4. 从世界范围内来看 MDS 的发病率

英国 1984—1986 年 MDS 的年发病率为 $2.1/10^5$。德国杜塞尔多夫市 1986—1990 年 MDS 的年发病率为 $4.11/10^5$。瑞典延雪平市 1978—1992 年大于 19 岁的人群中 MDS 的发病率为 $3.2/10^5$ ～ $4.1/10^5$。日本 1991 年全国 2505 家医院联合统计，按 1985 年日本人口计算大于 15 岁的人群中 MDS 的发病率为 $2.7/10^5$。我国尚无全国性 MDS 的流行病学调查，天津市于 1986—1988 年进行调研的 MDS 的年发病率仅为 $0.23/10^5$。

5. MDS 患者亚洲人群的中位发病年龄真的比白种人低吗?

MDS 主要发生于老年人群。德国杜塞尔多夫市 MDS 的年发病率在小于 49 岁的人群中仅为 $0.22/10^5$，50 ～ 69 岁的人群为 $4.9/10^5$，而大于 70 岁的人群则为 $22.8/10^5$。新近报道美国大于 65 岁人群的发病率为 $75/10^5$ ～ $162/10^5$，83.9% 的 MDS 患者年龄大于 60 岁。瑞典延雪平市 MDS 患者的中位年龄，男性为 74.1 岁，女性为 78.2 岁，90% 的患者年龄大于 60 岁。此前基于大医院患者的研究报道显示亚洲人群的中位发病年龄为 57 ～ 60 岁，明显低于白种人，但日本在 2008 年基于 16 个辖区医院的资料得出 MDS 的中位发病年龄为 76 岁，与欧美等国家相关报道的中位发病年龄没有差别。我国的几个大型病例报告主要来自天津、上海、北京、苏州等地区的三甲医院，患者的中位年龄显著低于欧美等国家的患者，传统文化背景、经济情况等可能导致到上述地区血液病中心就诊患者的构成比偏颇，从而可能导致相关研究报道的人口学资料偏差，因此，我国 MDS 患者的发病率和人口学资料有待进一步进行全国范围内的流行病学调查加以确认。

6. MDS 的可能致病因素

一些 MDS 发病危险因素的调查报告结果显示，MDS 发病的相关因素有电离辐射、高压电磁场、烷化剂、氯霉素、石油产品、有机溶剂、重金属、杀虫剂、染发剂、烟尘、吸烟、酗酒等。其中一些因素，如放射治疗、烷化剂、氯霉素、乙双吗啉等已被证实能引起继发性 MDS（secondary MDS，sMDS）或治疗相关性 MDS（therapy-related MDS，t-MDS），关系较为确定。t-MDS/sMDS 是细胞毒性药物（特别是烷化剂）治疗和（或）放射治疗后的远期继发病之一，主要发生于经过成功的化疗和（或）放射治疗后获得长期生存的乳腺癌、肺癌、睾丸癌、卵巢癌、霍奇金淋巴瘤和非霍奇金淋巴瘤等恶性疾病患者中，少数接受过这类治疗的非恶性疾病（如类风湿关节炎、系统性红斑狼疮等）患者也偶有发生。

MDS 的发病机制研究

7. MDS 的细胞系和动物模型

细胞系和动物模型是探索 MDS 的发病机制、寻找新的治疗靶标和进行新的治疗药物临床前评价不可或缺的工具。尽管此前有很多细胞系被称为“MDS 细胞系”，但真正可获得的 MDS 阶段的细胞系仅有 1 个——MDS92。国内以前使用最多的 MDS 细胞系——MUTZ-1 被证实是 namalwa 细胞系污染的“假 MDS 细胞系”。

MDS 的动物模型主要包括两大类：其一是通过基因敲除或敲入等基因工程方法构建的动物模型，基因包括 *NPM1*、*RPS14*、*SPARC*、*APC*、*BAP1*、*Dicer2*、*TET2*、*N/K RAS*、*FLT3*、*PDGFRβ*、*NF1*、*PTPN11*、*EVI1*、*RUNX1*、*NUP98*、*CBFβ*、*MLL*、*C/EBPα*、*SALL4* 等，由于 MDS 是一种多基因、多步骤、多因素相互作用的疾病，因此，这些动物模型的表型仅呈现出 MDS 的某些特征，如血细胞计数减少、大细胞性贫血、造血细胞发育异常、造血细胞凋亡等；其二是用 MDS 患者骨髓单个核细胞或 $CD34^+$ 细胞等细胞组分构建的异种移植动物模型，通过静脉注射方法克隆性 MDS 细胞移植存活率极低，尽管采用骨髓腔注射或联合移植骨髓基质干细胞可提高移植存活率，但尚未建成具有临床和实验室特征的 MDS 异种移植动物模型。尽管如此，已有采用 NUP98-HOXD13（NHD13）转基因小鼠模型和 MISTRG 异种移植小鼠模型分别进行罗特西普和 IDH2 抑制剂等新药的临床前研究，并已助力这些药物成功上市。

8. MDS 是一种髓系恶性肿瘤

在 20 世纪六七十年代，应用 X 染色体失活模式分析方法证实了 MDS 为一种起源于造血干细胞阶段的单克隆造血的髓系肿瘤。1966 年 Rowley 首次报道了“白血病前期”患者有 C 组染色体异常，随后的研究证实 30% ～ 60% 的 MDS 患者存在克隆性染色体核型异常。近年来第二代测序方法对 MDS 的克隆演变已有较清晰的解析，主要结果如下：① MDS 的各个亚型，包括早期亚型，都可检测到单克隆造血的证据；②单克隆造血现象出现在用现有方法能够检出的细胞遗传学异常改变之前；③由 MDS 转化的 AML 经化疗完全缓解后，其原有的细胞遗传学异常完全消失，但造血仍为单克隆性；④ MDS 经治疗完全缓解后可恢复为正常的多克隆造血；⑤关于 MDS 异常克隆的起源，多数报道均证明所有髓系细胞均来自同一异常克隆，而淋巴细胞仍为多克隆性，个别报道证明 B 淋巴细胞也来自同一异常克隆，但均未证明 T 淋巴细胞的单克隆性。基于 MDS 具有造血细胞为单克隆性起源和发育异常这两个恶性特征，MDS 被确认为髓系肿瘤。

9. MDS 是一种骨髓衰竭性疾病

MDS 的免疫学异常近年来被阐释得愈发清晰，已经得到的证据有：① MDS 患者的 T 细胞，主要是 $CD8^+$ T 细胞在体外抑制骨髓粒细胞 – 巨噬细胞集落形成单位（colony-forming unit-granulocyte/macrophage，CFU-GM）和红细胞系集落形成单位（colony-forming unit-erythroid，CFU-E）的生长；② MDS 骨髓细胞与环孢霉素 A（CsA）共同孵育或去除其中 T 细胞可增加祖细胞集落形成率；③ MDS 患者体内 $CD4^+$T 细胞多克隆扩增，$CD8^+$T 细胞单克隆或寡克隆扩增，调节性 T 细胞（Treg 细胞，$CD4^+$、$CD25^+$、$POXP3^+$）的数量在较低危组 MDS 的患者中显著减少，而在较高危组 MDS 的患者中则显著增多；④对 +8 染色体异常的 MDS 患者采用荧光原位杂交（fluorescence in situ hybridization，FISH）技术证实 T 细胞在体外抑制 CFU-GM 和 CFU-E 的生长几乎仅针对 +8 的集落，随后研究证实 +8 MDS 克隆细胞表面高表达 WT1 抗原，单克隆或寡克隆扩增的 T 细胞对 WT1 抗原有特异性，通过识别高表达 WT1 抗原的 MDS 克隆细胞而发起免疫攻击，同时也误伤旁观者——MDS 骨髓中残存的正常干细胞，最终导致骨髓衰竭和外周血细胞减少；⑤合并自身免疫异常的 MDS 患者占 MDS 患者的 10% ～ 18.5%；⑥某些 MDS 患者使用免疫抑制剂 [抗胸腺细胞球蛋白（antithymocyte globulin，ATG）、CsA] 治疗有效；⑦ MDS 患者存在骨髓来源的抑制性细胞（myeloid-derived suppressor cell，MDSC）扩增，MDSC 通过产生白介素 10（interleukin-10，IL-10）和转化生长因子 β（transforming growth factor-β，TGF-β）抑制造血；⑧ MDS 患者也存在自然杀伤细胞（natural killer cell，NK cell）的功能受损。

MDS 骨髓衰竭主要有两层含义：其一是指 MDS 恶性克隆"无效造血"；其二是指 MDS 患者骨髓中残存的正常干细胞由于 MDS 克隆细胞发起的免疫攻击而被误伤，导致骨髓干细胞池中的正常干细胞数量显著减少。因此，MDS 不仅是一组髓系肿瘤，同时又是一组骨髓衰竭性疾病。如何来界定 MDS 骨髓衰竭尚无共识性标准，可以参考再生障碍性贫血（aplastic anemia，AA）的诊断标准来判定 MDS 的骨髓衰竭程度。

MDS 的精准诊断

10. MDS 的诊断分型简史

1982 年 FAB 协作组根据骨髓和外周血有发育异常形态学改变的基本特征，以及外周血和骨髓中原始细胞百分率、骨髓中环形铁粒幼细胞百分率、外周血中单核细胞绝对值和原始细胞中奥氏小体提出了 MDS 的分型标准，将 MDS 分为难治性贫血（refractory anemia，RA）、难治性贫血伴有环形铁粒幼细胞（refractory anemia with ring sideroblast，RARS）、难治性贫血伴有原始细胞增多（refractory anemia with excess blasts，RAEB）、转变中的 RAEB（RAEB-t）、慢性粒单核细胞白血病（chronic myelomonocytic leukemia，CMML）5 个亚型，该分型方案很快被各国血液学工作者所接受。但在实际应用中亦发现以下一些问题。

（1）RA 的最低诊断标准是什么？

（2）标准中提出 RA 的形态学异常仅限于红细胞系，但形态学异常累及 2 ～ 3 个系别血细胞的情况相当常见，而且预后与仅累及红细胞系的 RA 有所不同。

（3）将无贫血的难治性血细胞减少也纳入 RA 时无法解释其减少，而方案中又无相应亚型。

（4）铁粒幼细胞贫血是一组异质性疾病，不应将所有铁粒幼细胞贫血都归入 MDS。

（5）奥氏小体并不提示预后不良。

（6）RAEB-t 与原发性伴有 3 个系别发育异常的 AML 是否为同一疾病？

（7）CMML 是 MDS 还是骨髓增殖性疾病（myeloproliferative diseases，MPD）？

（8）低增生性 MDS 是否为一种独立亚型？

（9）治疗相关性 MDS 与原发性 MDS 有所不同，方案中未包括前者。

（10）伴有某些 MPD 特征（如骨髓纤维化）的 MDS 应如何确定亚型？

1987 年第三次 MIC 分型研讨会关于原发性 MDS（pMDS）和治疗相关性 MDS（tMDS）暂行分类建议对 FAB MDS 分型做了重要补充和完善：提出 tMDS，强调其与 pMDS 不同，形态学异常常累及多个系别且程度严重，临床进展快，存活时间短，不易按 FAB 分型；重点概括了 MDS 的细胞遗传学异常，肯定了 5q- 综合征的特殊性。基于上述，自 1995 年开始，欧洲血液病理学协会（European Association for Hematopathology，EAHP）和美国血液病理学会（Society for Hematopathology，SH）联合组成了 WHO 造血组织肿瘤分型指导委员会，成立了10个专业委员会，负责制定各个肿瘤的分类标准。分类方案完成后，1997年11月邀请了50余位临床肿瘤学和血液学专家组成临床顾问委员会，着重对这一新的分型中有争议的问题进行了讨论，最终达成共识并形成报告。WHO（2001版）MDS分型诊断标准取代了FAB分型标准，该标准于2008年、2016年和2022年相继进行了三次修订。2022年提出了一个国际共识分型（International Consensus Classification，ICC），与2022年提出的WHO-HAEM5有一个“革命性”变革，就是MDS进行分型诊断时细胞分子遗传学优先于此前所提标准中的细胞形态学，并从细胞分子遗传学角度定义了MDS的3个亚型：MDS伴5q–、MDS伴*SF3B1*突变和MDS伴*TP53*突变。

11. 细胞形态学是MDS诊断的基石

WHO工作组提出，进行MDS患者细胞形态学分析制片时标本须为新鲜采集，接触抗凝剂不宜超过2小时。计算原始细胞百分数时，骨髓细胞分类需数500个细胞，外周血需数200个细胞。判断各系别有无发育异常的定量标准为该系有不少于10%的形态异常的细胞。为进一步细化和规范MDS的发育异常的形态学分析，MDS形态学国际工作组先后于2008年、2014年和2016年对原始细胞和环形铁粒幼细胞、粒细胞发育异常形态学和巨核细胞发育异常形态学做出进一步细化和界定。

（1）红细胞生成异常：外周血中大红细胞增多，红细胞大小不均匀，可见巨大红细胞（直径＞ 2 个红细胞）、异形红细胞、点彩红细胞，可出现核红细胞；而患者骨髓中则可见核出芽、核间桥、核碎裂、多核、核过分叶、核的巨幼红细胞样改变，以及环形铁粒幼细胞（≥ 5 个绕核周分布的铁颗粒，常≥ 1/3 核周）、细胞质空泡现象，且糖原染色为阳性。

（2）粒细胞生成异常：粒细胞发育异常，包括假性 Pelger-Hüet 样核异常、巨大分叶核中性粒细胞（至少达正常分叶核中性粒细胞大小的 2 倍）、中性粒细胞颗粒减少（胞质颗粒减少至正常细胞的 2/3）或缺如、不规则核过分叶、细胞核鼓槌小体（4 个以上，非性染色体相关）、异常染色质凝集（大块状，有清亮区分隔）、非假性 Pelger-Hüet 样核异常的其他核发育异常（指不符合已有发育异常形态学定义但确有异常）、假 Chediak-Higashi 颗粒、奥氏小体。

（3）巨核细胞生成异常：外周血中可见到巨大血小板，而骨髓中则出现小巨核细胞（细胞面积＜ 800 μm^2），包括淋巴细胞样小巨核细胞（类圆形，直径为 5 ～ 8 μm，细胞核质比大，核染色质浓聚，结构不清，无核仁，细胞质极少，强嗜碱性，常有不规则的毛状或小泡状突起，无颗粒或颗粒极少），可见小圆核（1 ～ 3 个核）小巨核细胞，或有多个圆形小核的大巨核细胞。

原始细胞计数与百分率计算：骨髓原始细胞包括原粒细胞Ⅰ型和Ⅱ型、原单核细胞及幼单核细胞。

以下几点应引起高度重视：①原红细胞和原巨核细胞不应

作为原始细胞的等同细胞归入原始细胞；②原始阶段的微巨核细胞有时与原始细胞不易区分辨认，故CD42抗体免疫组织化学染色应作为必要的补充检查手段；③ MDS患者骨髓中祖B细胞可增高，而经验不足的医师可能将其误认为原始细胞，行流式细胞术免疫表型分析则有助于其在骨髓中比例的鉴定；④非红系细胞（non-erythroid cell，NEC）原始细胞计数是1985年FAB协作组在AML修订诊断标准中为了鉴别AML的M6亚型与MDS而提出的，即骨髓有核细胞分类计数，当红细胞系有核细胞占骨髓有核细胞比例≥50%时，原始细胞比例应按NEC（除去红细胞系有核细胞及淋巴细胞和浆细胞等非造血细胞）计算，若原始细胞比例≥20%则诊断为M6，否则即诊断为MDS。2016年WHO分型标准对此做了重要修订，原始细胞比例是指原始细胞占骨髓全部有核细胞而不是非红细胞系有核细胞的比例。这一改变导致先前按照WHO（2008版）分型标准诊断的大部分红白血病被归类为伴原始细胞增多的MDS。

WHO-HAEM5和ICC标准中细胞形态学判断标准基本沿用了2016年WHO分型标准。此前，我们的研究证实当患者的髂骨骨髓穿刺涂片提示骨髓增生减低时，特别是年龄＞60岁、NALP阳性指数≤160、髂骨骨髓流式红细胞系表型异常和有DAT（*DNMT3A*、*ASXL1*、*TET2*）基因突变的患者，建议进行胸骨骨髓细胞形态学检查，以便做出更准确的MDS诊断和分型诊断。

尽管细胞形态学依然是MDS诊断的基石，但细胞形态学分析易受阅片者经验的影响，此前国外相关研究证实病理科医师与血液病理专科医师、当地医院与转诊医院诊断分型一致率为70% ～ 80%。

12. 骨髓活检在 MDS 诊断中的作用

所有疑似 MDS 的患者均应进行骨髓活检，活检组织长度至少为 1.5 cm，采用石蜡包埋，切片厚度为 3 ～ 4 μm，苏木精 - 伊红染色（hematoxylin and eosin staining，H-E staining）后进行细胞形态学分析。嗜银染色按欧洲骨髓纤维化分级共识标准进行骨髓纤维化分级，并进行 CD34 及 CD41、CD42 或 CD62 等抗体的免疫组织化学染色。

MDS 患者骨髓活组织切片的形态学特征为：①造血组织面积增大（＞ 50%）或正常。②造血细胞定位紊乱：红系细胞和巨核细胞不分布在中央窦周围，而分布在骨小梁旁区或小梁表面；粒系细胞不分布于骨小梁表面而分布在小梁间中心区，并有聚集成簇的现象。③（粒细胞系）不成熟前体细胞异常定位（abnormal localization of immature precursors，ALIP）现象：原粒细胞和早幼粒细胞在小梁间中心区形成集丛（3 ～ 5 个细胞）或集簇（＞ 5 个细胞），每张骨髓切片上都能看到至少 3 个集丛和（或）集簇为 ALIP 阳性。④基质改变：血窦壁变性、破裂，间质水肿，骨改建活动增强，网状纤维增多等。

疑似 MDS 的患者做骨髓活检的价值在于：①当骨髓

穿刺的骨髓内混入血液时，借助CD34免疫组织化学染色（immunohistochemical staining，IHC）与AML进行鉴别；②借助CD34 IHC与低增生性AML进行鉴别；③与再生障碍性贫血进行鉴别，检测$CD34^+$祖细胞异常分布/定位（ALIP）；④借助IHC（CD41、CD42或CD62）观察巨核细胞形态和异常聚集；⑤确定是否有骨髓纤维化；⑥排除其他髓系肿瘤；⑦低增生性MDS的诊断；⑧当染色体核型分析无核分裂象时可用FISH技术进行细胞遗传学分析；⑨查明有无血管生成增多（CD34 IHC）；⑩诊断未分类的MDS或系统性肥大细胞增多症合并MDS。

13. 正确理解细胞形态学在MDS诊断中的作用和地位

如何理解细胞形态学在MDS诊断中的作用和地位，以下两点值得关注。①细胞发育包括细胞增殖和分化，MDS骨髓细胞增殖异常表现为细胞过度凋亡，即骨髓涂片分类计数时某一系别细胞过度增生，但外周血中该系别细胞计数却减少，同时骨髓涂片中可以见到该系别细胞凋亡的相关形态学异常。细胞分化主要是通过细胞核的分裂来完成的，MDS骨髓细胞分化异常形态学主要是细胞核的异常，如粒细胞系的假性Pelger-Hüet样核异常、巨大分叶核中性粒细胞（至少达正常分叶核中性粒细胞的2倍）、不规则核分叶、细胞核鼓槌小体（4个以上，非性染色体相关）和异常染色质凝集（大块状、有清亮区分隔），红细胞系有核细胞的核间桥、不对称核、奇数核、核碎裂、分叶核等，巨核细胞系的微巨核细胞。MDS 骨髓细胞分化的另一种异常是细胞分化的部分受阻，其形态学表现为原始细胞计数比例增高。②细胞形态学不仅限于骨髓穿刺涂片和外周血涂片的瑞氏染色的光镜下形态学，而是广义的细胞形态学，还包括骨髓和外周血涂片的细胞化学染色，如普鲁士蓝染色、过碘酸希夫（periodic acid-Schiff，PAS）染色、中性粒细胞碱性磷酸酶（neutophil alkaline phosphatase，NAP）染色等，此外，还有骨髓活检活组织切片的 H-E 染色和（或）Giemsa 染色光镜下细胞形态学分析，以及骨髓活组织切片进行的嗜银染色、PAS 染色、氯乙酸 AS-D 萘酚酯酶（naphthol AS-D chloroacetate esterase，NAS-DCE）染色和普鲁士蓝染色等细胞化学染色，以及用 CD34 和 CD61 单克隆抗体进行免疫组织化学染色。

在进行 MDS 细胞形态学分析时尚有以下 4 个问题应引起高度重视：①细胞形态学分析应同时包括骨髓涂片和外周血涂片的细胞形态学分析；②原红细胞和原巨核细胞不应作为原始细胞的等同细胞而归入原始细胞；③原始粒细胞与早幼粒细胞的主要鉴别点是核旁是否有清晰可辨的空晕区，一旦发现核旁有清晰可辨的空晕区即判定为早幼粒细胞，如果阅片人对该鉴别点的判定标准把握不准，可能会导致将 MDS 伴单系发育异常（MDS with Single Lineage Dysplasia，MDS-SLD）诊断为 MDS 伴原始细胞增多 -1（MDS with Excess Blasts，MDS-EB1）、将 MDS-EB1 诊断为 MDS-EB2、将 MDS-EB2 诊断为 AML，或相反；④经验不足的阅片人难以将骨髓穿刺涂片中原始阶段的微巨核细胞和祖 B 细胞与原始细胞进行区分辨认，因此，应综合 CD41、CD42 抗体的免疫组织化学染色和流式细胞术免疫表型分析等补充检查结果来加以鉴定。

14. 细胞遗传学检测与 MDS 的诊断

已报道的 MDS 患者骨髓细胞染色体核型异常，详见表 1。MDS 的重现染色体异常包括：①非平衡异常，+8，–7 或 del（7q），–5 或 del（5q），del（20q），–Y，i（17q）或 t（17p），–13 或 del（13q），del（11q），del（12p）或 t（12p），del（9q），idic（X）（q13），其中 +8、del（20q）和 –Y 在不符合形态学标准的情况下不能作为 MDS 的确诊依据；②平衡异常，t（11；16）（q23；p13.3），t（3；21）（q26.2；q22.1），t（1；3）（p36.3；q21.1），t（2；11）（p21；q23），inv（3）（q21；q26.2），t（6；9）（p23；q34）。常规核型分析必须有 20 ～ 25 个核分裂象可供分析才能做出判断，MDS 患者如果常规染色体核型分析失败（无核分裂象或可供分析的中期核分裂象少于 20 个），应行至少包括 5q31、CEP7、7q31、CEP8、20q、CEPY 和 TP53 等探针在内的 FISH 检测。在此前的一项前瞻性研究中，我们对比了 112 例初诊为 MDS 患者的常规染色体核型分析和骨髓 FISH 检测结果，同时对 56 例患者骨髓及外周血的 FISH 检测结果进行了比较。结果表明，在 41 例检出为克隆性核型异常的病例中，有 22 例骨髓 FISH 检测结果与核型分析结果不完全一致，16 例是由探针组合不能覆盖异常染色体区段所致，涉及探针检测位点不同的仅有 6 例，FISH 检测结果并未改变这 6 例患者的细胞遗传学预后分组。在 71 例未检出克隆性异常核型的病例中，15 例（21%）通过骨髓 FISH 检测检出结果异常，在＜ 20 个核分裂象和≥ 20 个核分裂象的病例中 FISH 检测结果异常的检出率分别为 27%（14/51）和 5%（1/20）。72%（21/29）的骨髓 FISH 检测结果异常的病例同时检出外周血异常，4%（1/27）的骨髓 FISH 检测结果正常的病例外周血检出异常。因此，FISH 检测不能取代常规染色体核型分析，由于 FISH 检测仅选取 MDS 常见的染色体异常的探针，如果仅做 FISH 检测而不做常规染色体核型分析，约 20% 的患者会丢失细胞遗传学异常信息，从而影响预后分组和治疗选择。

表 1　MDS 的单一染色体核型异常

染色体编号	易位	缺失	其他
–5	t（1；3）（p36；q21） t（3；3）（q21；q26）	5（q13 ～ q33）	Inv（3）（q21；q26）
–7	t（1；7）（p11；p11） t（5；7）（q11；p11） t（5；17）（p11；p11） t（7；17）（p11；p11）	7（q22 ～ q34）	iso（17q）
–17	t（2；11）（p21；q23）	11（q14 ～ q22）	
–Y		12（p11 ～ p13）	
+8	t（11；21）（q24；q11）	13（q14）	17（p13）
+21			20（q11 ～ q13）

注：+，三体；–，单体。

现阶段我国 MDS 的细胞遗传学检测需强调以下 3 点：①对所有疑诊为 MDS 的患者均应进行常规（G 带或 R 带）染色体核型分析；②不能用 FISH 检测取代常规染色体核型分析，对疑似 MDS 且骨髓干抽、无中期核分裂象、核分裂象质量差的患者或可分析的中期核分裂象＜ 20 个时，应采用包括 5q31、CEP7、7q31、CEP8、20q、CEPY 和 p53 的组合探针行 FISH 检测，并作为常规染色体核型分析的补充；③单核苷酸多态性基因芯片（single nucleotide polymorphism array，SNP-array）等基因芯片技术在检测 DNA 拷贝数异常和单亲二倍体方面的敏感性高，可进一步提高 MDS 患者细胞遗传学异常的检出率，作为常规核型分析的有益补充。但是，SNP-array 与 FISH 检测的共同缺陷是仅能分析染色体的数量异常，并且均受所使用探针的限制，不能发现染色体易位异常。

15. 流式细胞术免疫表型分析在 MDS 诊断中的地位

现今，采用包括 CD34、CD117、CD42b、CD61 和类胰蛋白酶等在内的抗体进行骨髓活检切片的免疫组织化学染色已被列入常规检查。此外，用流式细胞术检测 $CD34^+$ 祖细胞 [如 $CD34^+$ 细胞数量增多，$CD34^+/CD10^+$ 或 $CD34^+/CD19^+$ 细胞数量的绝对或相对增多，异常表达 CD45 和 CD117，CD13、CD33 和 HLA-DR 的过表达或表达缺失，CD5、CD7、CD19 和 CD56 等“淋系”抗原的表达，CD11b 和（或）CD15 的过表达]、成熟中性粒细胞（如 CD11b、CD13 或 CD33 的表达缺失或异常表达，CD16 的延迟表达，表达 CD56）、单核细胞（如 CD13、CD14、CD16 或 CD33 的表达缺失或异常表达，CD11b 或 HLA-DR 的异常表达，过表达 CD56）和红系细胞（如 CD36 和 CD71 的表达降低）的异常免疫表型也是对 MDS 患者骨髓细胞发育异常判断的一个重要补充手段。多参数流式细胞术免疫表型分析对于 MDS 的诊断需综合分析，目前已经提出多个积分系统，现在较常用的有 Ogata MFC-score 和 RED-score，联合这 2 个积分系统对骨髓原始细胞比例低于 5% 的 MDS 进行诊断，其诊断的敏感性和特异性分别为 87.9% 和 88.9%。

2009 年欧洲白血病网的 MDS 流式工作组提出了一个 MDS 流式细胞术免疫表型分析的指南，在此基础上，2014 年国际 / 欧洲白血病网的 MDS 流式工作组又提出了一个修订指南，并于 2023 年进行更新（表 2）。MDS 国际整合创新免疫学联盟就 MDS 患者的免疫细胞（T 细胞、B 细胞、NK 细胞、树突状细胞、单核细胞 /MDSC）检测分析做出推荐（表 3）。目前，我国亟须按照该指南规范 MDS 流式细胞术免疫表型分析。WHO（2016 版）标准中明确规定：①不能用流式细胞术免疫表型分析得出的 $CD34^+$ 细胞比例取代骨髓和外周血涂片细胞形态学分析的原始细胞比例来进行 MDS 的诊断和分型诊断；②骨髓细胞流式细胞术免疫表型分析应严格按照指南来选择抗体组合；③不能单独依据流式细胞术免疫表型分析结果来进行 MDS 诊断，必须与细胞形态学检测结合，在细胞形态学检查结果为形态异常的细胞不足 10%，且免疫表型分析结果支持 MDS 时，有助于 MDS 的诊断。此外，由于血小板与巨核细胞抗原表达有交叉，因此流式细胞术免疫表型分析不能用于巨核细胞发育异常的分析，并且还可能受骨髓取材“血液稀释”、溶血素体外处理检测标本对有核细胞破坏等因素的影响，对分析结果造成偏倚。

表 2　MDS 流式细胞术免疫表型分析各类细胞的抗体推荐

细胞类型	骨干抗体	推荐抗体	可选抗体
髓系祖细胞	CD45，CD34，CD117，HLA-DR	CD13，CD33，CD10，CD11b，CD15，CD38，CD7，CD56	TdT，CD5，CD19，CD25，CD133
淋系祖细胞	CD45，CD34	HLA-DR，CD10，CD19	CD22
粒细胞	CD45，CD117	HLA-DR，CD13，CD33，CD11b，CD16，CD10，CD15，CD14，CD64，CD56	CD34，CD5，CD7
单核细胞	CD45	HLA-DR，CD13，CD33，CD11b，CD14，CD34，CD36，CD64，CD16，CD56，CD117	CD2，MDC8（Slan），CD300e
红细胞	CD45，CD34，CD117	HLA-DR，CD36，CD71，CD105，CD13，CD33	CD235a
其他细胞类型			
嗜碱性粒细胞	CD45	CD123，HLA-DR	CD203c
肥大细胞	CD117	CD45，HLA-DR	CD2，CD25
树突状细胞	CD45，CD34，CD117	HLA-DR，CD123	CD11c，CD1c，CD141，CD303

表 3　免疫细胞流式细胞术免疫表型分析抗体推荐组套

组套	免疫细胞	推荐抗体	可选抗体（免疫）	可选抗体（肿瘤）
A	T 细胞	CD45，CD45RA，CD3，CD4，CD8，CD5，CD7，CD16/56，CD27，TCRγδ	HLA-DR，CD38，CD95，CD62L，CD45RO，PD1/CTLA4/TIM-3	TRBC1，CD26
B	B 细胞	CD45，CD20，CD19，CD10，CD27，CD38，IgD，IgM，CD25，CD22	CD305，CD185	Kappa，lambda，CD5，CD23
C	单核细胞/MDSC	CD45，CD14，CD16，CD64，CD300e，CD56，HLA-DR，CD11b，CD33，CD15，Lin	SLAN，CD141，CD45RO	CD34，CD113
D	NK 细胞	CD7，CD56，CD8，CD94，CD57，CD161，CD16，CD3，KIR3DL1/DL2，CD45RO	DNAM1，NKG2D，NKp30，NKp46，KIR2DL2	
E	T 细胞亚群 -1	CD3，CD4，CD8，CD19，CD25，CD127，CXCR5，CXCR3，CCR4，CCR6	CD95，CD28，CCR7	
F	T 细胞亚群 -2	CD45RA，CD3，CD4，CD25，CD127，CD194（CCR4），CD95，CD28，CCR7，CD8	FOXP3，CXCR5，CXCR3，CCR6，CD45RO	
G	树突状细胞	CD45，Lin，CD123，CD88，HLADR，CD5，CD11C，CD141，CD163，CD118，CD14	CD1c，CD303，CD11b，CD45RO	

注：每个组套关注一种特定免疫细胞亚群，利用一组核心抗体和额外抗体来查明细胞状态和功能（免疫）或明确在肿瘤背景下的失调（肿瘤）。

16. MDS 的基因突变谱系与特征

国外几个大系列第二代测序技术检测 MDS 基因突变的研究显示，MDS 的受累基因约有 60 个，最常受累基因为 *SF3B1*、*TET2*、*SRSF2*、*ASXL1*、*DNMT3A* 和 *RUNX1*，这些基因发生突变的频率均在 10% 以上（表 4）。我们采用包含 112 个血液肿瘤相关基因的靶向测序技术对 511 例 MDS 患者进行基因突变检测，共检测到 83 个突变基因，伴有至少 1 种基因突变者为 439 例（86%），伴有 1 种基因突变者为 148 例（29%），伴有 2 种基因突变者为 138 例（27%），伴有 3 种基因突变者为 80 例（16%），伴有 3 种以上基因突变者为 73 例（14%）。突变比例≥ 2% 的基因依次为 *U2AF1*（17%），*SF3B1*（17%），*ASXL1*（14%），*TET2*（12%），*TP53*（11%），*SETBP1*（9%），*CEBPA*（8%），*FAT1*（8%），*CREBBP*（7%），*RUNX1*（6%），*DNMT3A*（6%），*RELN*（5%），*NRAS*（4%），*CBL*（4%），*KRAS*（3%），*NPM1*（3%），*NOTCH1*（3%），*IDH1*（3%），*KMT2D*（3%），*PTPN11*（3%），*SRSF2*（2%），*EZH2*（2%）和 *UNC13D*（2%）。对涉及的 83 个基因依据其功能进行分类，突变频率依次为表观遗传相关基因（50%），剪接体相关基因（37%），信号传导相关基因（34%），转录因子（24%）和细胞周期与凋亡相关基因（17%）。

尽管 80% ～ 90% 的 MDS 患者存在细胞遗传学和（或）基因异常，也就是说可以找到克隆性证据，但在目前发现的 MDS

异常基因中，仅发现 *SF3B1* 基因突变与骨髓环形铁粒幼细胞增多间有较特异的相关性，*TP53* 基因突变 / 缺失状态与预后差高度相关，*SF3B1* 和 *TP53* 已用于分型诊断。由于 MDS 受累基因较多，将基因检测作为临床常规检测尚面临卫生经济学挑战。有些基因突变发生率极低，且其临床意义也不明确。现阶段，至少将 *SF3B1*、*TET2*、*SRSF2*、*ASXL1*、*DNMT3A*、*TP53*、*IDH1/2*、*EZH2* 和 *RUNX1* 等 WHO-HAEM5 中推荐的克隆性造血涵盖的 55 个基因纳入检测，此外，预后积分系统——IPSS-M 列入了 30 个基因 31 种突变，MDS 基因突变检测的基因套餐也应包括这些基因。在正常人群中，随着年龄的增长基因突变的检出率亦随之增高（＞ 70 岁的人群基因突变检出率在 10% 以上）。此外，已有研究证实，20% ～ 30% 的再生障碍性贫血患者存在基因突变，而 MDS 患者检出的基因突变也可见于其他血液系统肿瘤或其他实体瘤中，因此，基因突变作为 MDS 克隆标志的特异性明显低于克隆性染色体核型异常，分析基因突变结果时必须与细胞形态学结合，当细胞形态学分析显示形态异常的细胞不足 10% 时，引起基因编码蛋白改变的突变有助于 MDS 的确诊。

表 4　MDS 中常见的突变基因

突变基因	总体发生率（%）	分型作用	预后意义
TET2	20 ～ 25	–	–
DNMT3A	12 ～ 18	–	+
ASXL1	15 ～ 25	–	+
EZH2	5 ～ 10	–	+

续表

突变基因	总体发生率（%）	分型作用	预后意义
SF3B1	20 ～ 30	+	+
SRSF2	10 ～ 15	–	+
U2AF1	8 ～ 12	–	+
ZRSR2	5 ～ 10	–	–
RUNX1	10 ～ 15	–	+
TP53	8 ～ 12	+	+
STAG2	5 ～ 10	–	+
NRAS	5 ～ 10	–	+
CBL	＜ 5	–	+
NF1	＜ 5	–	+
ETV6	＜ 5	–	+
IDH1	＜ 5	–	+
IDH2	＜ 5	–	+
PHF6	＜ 5	–	+
BCOR	＜ 5	–	+
KMT2A	＜ 5	–	+
FLT3	＜ 5	–	+
NPM1	＜ 5	–	+
KRAS	＜ 5	–	+
BCORL1	＜ 5	–	+
CEBPA	＜ 5	–	+
ETNK1	＜ 5	–	+
GATA2	＜ 5	–	+
GNB1	＜ 5	–	+
PPM1D	＜ 5	–	+
PRPF8	＜ 5	–	+
PTPN11	＜ 5	–	+
SETBP1	＜ 5	–	+
WT1	＜ 5	–	+

注：+，有；–，无。

特别值得提出的是胚系易感 MDS 的基因筛查。致病胚系家族易感基因突变导致的血液肿瘤约为 0.42%，其中髓系肿瘤占大多数，少数可发生淋系和浆细胞肿瘤。约 30% 的胚系家族易感基因突变导致的血液肿瘤患者有肿瘤或遗传病家族史，但并非所有的胚系家族易感基因突变都致病。胚系易感基因突变是否具有致病性需要根据美国医学遗传学和基因组学学会（American College of Medical Genetics and Genomics，ACMG）和分子病理学学会（Association for Molecular Pathology，AMP）发布的种系遗传变异解释指南，由美国国立卫生研究院（National Institutes of Health，NIH）资助的临床基因组资源联盟进行进一步序列变异致病性评价。胚系易感基因相关髓系肿瘤亚型分为三大类：第一类是由 *CEBPA* 和 *DDX41* 胚系异常引起的无血小板异常和脏器功能失调的髓系肿瘤；第二类是由 *RUNX1*、*ANKRD26* 和 *ETV6* 胚系异常引起的伴血小板异常的髓系肿瘤；第三类是由 *GATA2* 胚系异常引起的或伴有其他脏器功能障碍（骨髓衰竭综合征、端粒生物学障碍、努南综合征及唐氏综合征等）的髓系肿瘤。我们和其他研究组均已证实即使在成年人 MDS 中，*DDX41*、*GATA2*、*RUNX1* 等基因突变也可能为胚系突变，而非获得性体细胞突变，应采用指甲、毛囊、口腔黏膜等正常组织对照同时进行基因突变分析，以确认基因突变是体细胞突变抑或胚系突变。筛查对象除了患者本人，还应包括可能作为造血干细胞移植供体的亲属，其目的是要避免为移植患者提供带有胚系易感突变基因的供体细胞。

17. MDS 的整合病理诊断

由于不同的 MDS 亚型在形态学、免疫表型、遗传学及分子学等方面具有各自独有的特征，而不同的方法在诊断中又具有各自的优缺点，如血细胞形态学包括细胞形态学（外周血和骨髓涂片）和组织形态学（骨髓活检等），骨髓涂片主要用于评估每个系别各阶段细胞的比例和单个细胞形态细节，尤其是粒细胞系、红细胞系和单核系细胞的识别、区分及观察有无形态发育异常等，而骨髓活检则更侧重于骨髓增生程度、造血细胞（尤其是巨核细胞）的组织形态（分布及形态等）及非造血细胞、间质成分、骨小梁变化等内容的观察。两者互相补充，相辅相成，缺一不可，联合使用可提高疾病诊断率，减少误诊和漏诊。细胞形态学往往还需结合细胞（组织）化学染色（如髓过氧化物酶染色、过碘酸希夫染色、氯乙酸 AS-D 萘酚酯酶染色、甲苯胺蓝染色等）、特殊染色（如铁染色、嗜银染色等）、免疫组织化学染色（如 CD34、CD41a、CD61、CD117）和荧光原位杂交技术来加以综合判断。因此，现今没有任何一个单维度分析的“金标准”可定义所有的 MDS 亚型，诊断时既要整合细胞形态学、免疫表型分析、细胞遗传学和分子学（表 5），也要对包括临床信息在内的各项检测结果进行全面评估，尤其在检测结果存在矛盾或临床与病理不符时，更需多学科协作分析，才能得出准确诊断。

表 5　MDS 的主要诊断技术

检测项目		检测要点
必需项目	骨髓穿刺涂片	检测各系血细胞发育异常、原始细胞比例、环形铁粒幼细胞比例
	骨髓活检病理	细胞增生情况、CD34 原位免疫组化、纤维化程度、巨核细胞组织化学染色
	染色体核型分析	R 显带或 G 显带染色体核型分析，可发现整个基因组中染色体数目异常或大片段结构异常
推荐项目	荧光原位杂交技术	适用于核型分析失败、核分裂象差或可分析核分裂象不足的患者，可用骨髓或外周血检测，仅能覆盖有限的检测位点
	骨髓流式细胞术分析	各系血细胞免疫表型
	基因突变检测	各类体细胞或胚系来源基因突变，可用骨髓或外周血检测
可选项目	SNP-arry 或 array-CGH	检测 DNA 拷贝数异常或单亲二倍体，可作为常规核型技术的有益补充

18. 意义未明特发性血细胞减少

2006 年维也纳 MDS 工作组会议提出了“意义未明特发性血细胞减少（idiopathic cytopenia of undetermined significance，ICUS）”的新术语。ICUS 的特征是：①髓系细胞中 1 个系别或多个系别血细胞减少，持续时间 ≥ 6 个月 [红细胞（Hb[1] $<$ 110 g/L），中性粒细胞（ANC[2] $< 1.5 \times 10^9$/L），巨核细胞系（PLT[3] $< 100 \times 10^9$/L）]；②不能满足 MDS 的最低诊断标准；③排除可作为初始原因导致血细胞减少 / 发育异常的其他所有造血组织或非造血组织疾病。

1. Hb：血红蛋白。
2. ANC：中性粒细胞绝对计数。
3. PLT：血小板计数。

确诊 ICUS 需做以下检查：①详细地询问病史（毒物、药物和致突变剂接触史等）；②详细地查体，包括 X 线片和脾脏超声；③白细胞分类计数和血清生化全套；④骨髓涂片分类计数和铁染色；⑤骨髓和外周血细胞流式细胞术免疫表型分析；⑥染色体核型分析和 FISH 检测；⑦如有需要，进行分子生物学检测（如中性粒细胞减少患者应检测 TCR 基因重排）；⑧骨髓病理切片观察和免疫组织化学染色；⑨病毒检测（HCV、HIV、CMV、EBV 等）。

19. 潜能未定克隆性造血的提出

近年来，随着 SNP-Array 和第二代测序等细胞和分子遗传学新技术在临床中的转化与应用，发现健康人中也存在基因突变等克隆性造血证据，并提出了潜能未定克隆性造血（clonal hematopoiesis of indeterminate potential，CHIP）的新概念。CHIP 的主要特征有：①无血液肿瘤细胞形态学证据；②不符合阵发性睡眠性血红蛋白尿症（paroxy-smal nocturnal hemoglobinuria，PNH）、意义未明单克隆丙种球蛋白血症（monoclonal gammopathy of undetermined significance，MUGS）和单克隆 B 淋巴细胞增多症（monoclonal B lymphocytosis，MBL）的诊断标准；③存在血液肿瘤相关基因突变阳性 [变异等位基因频率（variant allele frequency，VAF）≥ 2.0%]；④每年有 0.5% ～ 1% 的概率进展为肿瘤。WHO-HAEM5 和 ICC 诊断标准已将 CHIP 正式列为髓系前驱性疾病。

20. 意义未明克隆性血细胞减少

Cargo 等回顾性分析了初诊为 ICUS 的患者 69 例，随访观察后期确诊为 MDS/AML 的患者，并对比诊断为 ICUS 和 MDS/AML 时的基因突变结果，发现 63 例（91%）患者在初诊时已经存在 MDS 相关基因突变，中位突变负荷达 40%，2 个及以上基因突变患者的比例高达 64%，*TET2*、*SRSF2*、*ASXL1*、*IDH2* 和 *TP53* 突变与更快进展为 MDS/AML 相关，*TP53*、*U2AF1* 及超过 3 个基因突变与预后不良有关。据此研究提出了意义未明克隆性血细胞减少（clonal cytopenia of undetermined significance，CCUS）的概念。CCUS 是在 ICUS 的基础上提出的，建议诊断标准为：①髓系细胞中 1 个系别或多个系别血细胞减少，持续≥ 6 个月 [红细胞中 Hb ＜ 110 g/L，中性粒细胞绝对计数（absolute neutrophil count，ANC）＜ 1.5×10^9/L 和（或）巨核细胞系中 PLT ＜ 100×10^9/L]；②骨髓细胞形态学不足 MDS 的最低诊断标准（红细胞系、粒细胞系和巨核细胞系发育异常的细胞均小于 10%），且无 MDS 特征性细胞遗传学异常；③存在髓系肿瘤相关基因突变阳性（VAF ≥ 2.0%）或非重现性血液肿瘤染色体异常；④排除可作为初始原因导致血细胞减少 / 发育异常的其他所有造血组织或非造血组织的疾病。WHO-HAEM5 和 ICC 诊断标准已将 CCUS 正式列为髓系前驱性疾病。ICUS、CHIP、CCUS 与 MDS 的主要区别见表 6。

表 6 ICUS、CHIP、CCUS 和 MDS 的典型特征比较

典型特征	ICUS	CHIP	CCUS	较低危 MDS	较高危 MDS
单克隆或寡克隆	–/+	+	+	+	+
发育异常[a]	–	–	–	+	+
血细胞减少[b]	+	–	+	+	+
骨髓原始细胞	< 5%	< 5%	< 5%	< 5%	< 20%
流式异常	+/–	+/–	+/–	++	+++
细胞遗传学异常	–/+[c]	+/–	–	+	++
分子异常	–	+	+	++	+++

注：[a] 发育异常细胞占相应系别细胞的比例≥ 10%；[b] 至少 4 个月的持续血细胞减少；[c] 部分患者中 MDS 相关异常克隆可通过 FISH 检查发现。

21. MDS 的最低诊断标准

FAB 协作组提出 MDS 的概念并制定诊断分型标准后，一直困扰临床工作者的一个问题是要诊断 MDS 究竟如何把握其最低诊断标准。2006 年，由包括美国国立综合癌症网络（National Comprehensive Cancer Network，NCCN）、MDS 国际工作组、欧洲白血病网等代表在内的专家组，在维也纳 MDS 工作组会议中一致通过了“MDS 最低诊断标准”共识。由于 CHIP、CCUS 等新概念的提出，MDS 的最低诊断标准于 2017 年进行了修订，详见表 7。

表 7　MDS 的最低诊断标准 [1]

（1）必要条件（下面 2 个条件必须同时具备，缺一不可）

①下列细胞系别中 1 个系别或多个系别持续性减少 [2]（≥ 4 个月）：红细胞，中性粒细胞，血小板（在有原始细胞过多或 MDS 相关细胞遗传学异常时即可做出 MDS 的诊断）

②排除可以成为血细胞减少 / 发育异常原发病因的所有其他造血组织或非造血组织性疾病 [3]

（2）MDS 相关的主要标准（至少满足其中 1 条）

①骨髓涂片中红细胞系、中性粒细胞系或巨核细胞系中的任何 1 个系别细胞，至少有 10% 发育异常

②环形铁粒幼细胞≥ 15%（铁染色）或环形铁粒幼细胞≥ 5%（铁染色）同时有 SF3B1 基因突变

③骨髓涂片中原始细胞占 5% ～ 19%（或外周血涂片中原始细胞占 2% ～ 19%）

④典型的染色体异常（常规核型分析法或 FISH 检测）[4]

（3）辅助标准 [指符合“（1）”而不符合“（2）”的患者，而且表现为其他方面的典型临床特征（如输血依赖性大细胞贫血），考虑为 MDS 时需满足辅助标准中的 2 条或以上]

①骨髓切片组织学和（或）免疫组织化学染色研究有支持 MDS 诊断的异常发现 [5]

②流式细胞术检测骨髓细胞异常表型，明确显示有单克隆红细胞系和（或）髓系细胞组群的多种 MDS 相关的异常表型

③分子（测序）研究 MDS 相关基因突变确定有单克隆髓系细胞组群的证据 [6]

注：[1] 符合所有 2 个“必要条件”和至少 1 个“主要标准”时，可确诊为 MDS；若不符合任何“主要标准”，但患者显示有髓系疾病，则需参考“辅助标准”，以帮助确定患者是否患有疑似 MDS 的髓系肿瘤，或将要发展成 MDS。

[2] 血细胞减少依当地医院参考值而定。

[3] 由于较多患者被诊断为有 2 种髓系肿瘤并存，少数患者即使查出可能引起血细胞减少的 1 种共存疾病，MDS 的诊断仍能成立。

[4] 典型的染色体异常（如 –7、5q–）是指那些重现性且常见于 MDS 患者，即使缺乏 MDS 形态学标准，在 WHO 标准中依然考虑提示为 MDS 的异常。

[5] 如：ALIP、$CD34^+$ 细胞簇，用免疫组织化学染色检测发育异常的小巨核细胞（≥ 10%）。

[6] 检测到典型见于 MDS 的基因突变（如 *SF3B1*）则提示患 MDS 或将发展为 MDS 的可能性高。

22. MDS 的 FAB 分型

1982 年，FAB 协作组根据骨髓涂片分类计数原始细胞比例、骨髓环形铁粒幼细胞比例是否≥ 15%、外周血涂片分类计数原始细胞比例、外周血单核细胞绝对值计数是否≥ 1.0×10^9/L 和有无奥氏小体等 5 个参数将 MDS 划分为 RA、RARS、RAEB、RAEB-t 和 CMML 等 5 个亚型，详见表 8。FAB 分型标准的提出为国际血液学家提供了 MDS 诊断分型的共同语言。

表 8　MDS 的 FAB 分型划分标准

亚型	外周血	骨髓
RA	原始细胞＜ 1%	原始细胞＜ 5%
RARS	原始细胞＜ 1%	原始细胞＜ 5% RS ＞ 15% 有核红细胞
RAEB	原始细胞＜ 5%	原始细胞 5% ～ 20%
RAEB-t*	原始细胞≥ 5%[a]	原始细胞＞ 20%[b] 原始细胞中见到奥氏小体[c]
CMML	原始细胞＜ 5% 单核细胞＞ 1×10^9/L	原始细胞＜ 20%

注：*RAEB-t 亚型中，具备 a、b、c 3 项中的 1 项即可诊断。

23. MDS 的 WHO 分型

WHO（2001 版）MDS 分型标准与 FAB 分型标准的主要不同：①明确提出 RA 骨髓细胞发育异常仅限于红细胞系；②增设难治性血细胞减少伴多系发育异常（refractory cytopenia with multilineage dysplasia，RCMD），同时包括有粒细胞系和（或）

巨核细胞系发育异常的难治性贫血，RCMD 包括伴有多个系别增生异常的 RARS 和伴有多个系别增生异常的 RA；③将 RAEB 再分为 2 个亚型，RAEB-1 和 RAEB-2；④增加 5q- 综合征亚型，指原发性单独 del（5q）染色体异常、难治性贫血及低分叶巨核细胞和骨髓原始细胞比例＜ 5% 的患者；⑤将 CMML 归于 MDS/MPD；⑥将 MDS 和 AML 骨髓原始细胞的分界降低为 0.20，取消了 RAEB-t 亚型。

WHO（2008 版）MDS 分型标准主要对原始粒细胞＜ 5% 患者的分型诊断标准进行了修订：①针对儿童 MDS 患者，提出了一个暂定类型——儿童难治性血细胞减少（refractory cytopenia of childhood，RCC），指持续性血细胞减少，骨髓有发育异常的形态学异常，外周血原始细胞＜ 2%，骨髓原始细胞＜ 5%，大部分 RCC 患儿骨髓活检为骨髓增生减低，应与获得性再生障碍性贫血及遗传性骨髓衰竭综合征相鉴别；②提出了一个新的类型——难治性血细胞减少伴 1 个系别发育异常（refractory cytopenia with unilineage dysplasia，RCUD），包括 MDS（2001 版）标准中的难治性贫血及新提出的难治性中性粒细胞减少和难治性血小板减少；③将环形铁粒幼细胞≥ 15% 的 RCMD-RS 患者归入 RCMD，取消了 RCMD-RS；④重新定义了不能分类的 MDS（MDS-U），即外周血原始细胞为 1% 的 RCUD 和 RCMD 患者或骨髓单系发育异常形态学异常而外周血有 3 个系别血细胞减少或外周血持续性血细胞减少且原始细胞≤ 1%，骨髓有

1 个系别或 1 个系别以上髓系发育异常的细胞＜ 10%，但有可作为 MDS 诊断推定证据的细胞遗传学异常且原始细胞＜ 5%；⑤提出骨髓红细胞比例≥ 50% 患者在分型诊断时原始细胞比例按有核细胞的所占比例。

WHO（2016 版）关于 MDS 的诊断标准较 2008 版做了如下修订：①按照 MDS 伴单系或多系发育异常或原始细胞增多来进行命名；②取消了按原始细胞 NEC 来进行 MDS 与 AML-M6 的鉴别诊断，按 2008 版标准中原始细胞 NEC 确诊的 AML-M6 重新归类为 AML 和 MDS 的相应亚型；③修订了 MDS 伴环形铁粒幼细胞的诊断标准，对于骨髓环形铁粒幼细胞≥ 5% 但＜ 15% 的患者，如其存在 *SF3B1* 基因突变则也归于此亚型；④修订了 5q– 综合征的诊断标准，将有 5q– 异常同时有另一染色体异常（但不包括 –7）的患者亦归于此亚型。详见表 9。

表 9 WHO 关于的 MDS 分型及标准（2016 版）

亚型	外周血	骨髓
MDS 伴单系发育异常（MDS-SLD）	1 个或 2 个系别血细胞减少[1]	1 个系别细胞发育异常≥ 10%，原始细胞＜ 5%
MDS 伴环形铁粒幼细胞（MDS-RS）	贫血 无原始细胞	环形铁粒幼细胞≥ 15%，或有 *SF3B1* 突变且环形铁粒幼细胞≥ 5%
MDS 伴多系发育异常（MDS-MLD）	血细胞减少（1 ～ 3 个系别） 单核细胞＜ 1×10^9/L	至少 2 个系别中有发育异常的细胞≥ 10%，原始细胞＜ 5%，± 环形铁粒幼细胞＜ 15%

续表

亚型	外周血	骨髓
MDS 伴原始细胞增多 -1（MDS-EB1）	血细胞减少（1～3 个系别），原始细胞≤ 2% ～ 4%，单核细胞＜ 1×10⁹/L	1 个系别或多系发育异常，原始细胞为 5% ～ 9% 无奥氏小体
MDS 伴原始细胞增多 -2（MDS-EB2）	血细胞减少（1～3 个系别）原始细胞为 5% ～ 19% 单核细胞＜ 1×10⁹/L	1 个系别或多系发育异常，原始细胞为 10% ～ 19%，± 奥氏小体
不能分类的 MDS（MDS-U）	血细胞减少（1～3 个系别），至少 2 次不同时间检测到原始细胞为 1%	1 个系别发育异常或无发育异常但有 MDS 特征性染色体异常，原始细胞＜ 5%
MDS 伴有单纯 del（5q）	贫血，血小板正常或增高	红细胞系单系发育异常，单纯 del（5q）或加上除 –7 或 7q– 外的任一异常核型，原始细胞＜ 5%

注：[1] 血细胞减少：血红蛋白＜ 100 g/L，血小板＜ 100×10^9/L，中性粒细胞绝对值＜ 1.8×10^9/L；少数 MDS 患者血细胞减少轻微，贫血或血小板减少高于上述水平。外周血单核细胞绝对值＜ 1×10^9/L。

2022 年 WHO 提出了第 5 版标准（WHO-HEM5），其中 MDS 诊断的主要修订（表 10）有：①为了与骨髓增殖性肿瘤的命名保持一致，将骨髓增生异常综合征更改为骨髓增生异常肿瘤，但英文缩写仍沿用 MDS；②按细胞分子遗传学优先于细胞形态学的原则，在原来 MDS-5q 的基础上，从分子学角度提出了 2 个亚型，MDS-biTP53 和 MDS-SF3B1；③将原来的 EB1 和 EB2 更名为 IB1 和 IB2；④从形态学角度确认了 2 个新亚型，MDS-h 和 MDS-F。

表 10　WHO-HEM5 MDS 的分型标准

亚型		原始细胞	细胞遗传学	基因突变
伴特定遗传学异常的 MDS	MDS 伴 *TP53* 双等位基因突变（MDS-biTP53）	骨髓、外周血＜ 20%	常为复杂核型	≥ 2 个 *TP53* 突变，或 1 个 *TP53* 突变伴有 *TP53* 拷贝数缺失或 cnLOH
	MDS 伴低原始细胞和 *SF3B1* 突变（MDS-SF3B1）	骨髓＜ 5%，外周血＜ 2%	排除 del（5q）、7号染色体单体，复杂核型	*SF3B1*（VAF ≥ 5%）
	MDS 伴低原始细胞和 5q 缺失（MDS-5q）	骨髓＜ 5%，外周血＜ 2%	单独 del（5q），或伴有其他任一核型异常 [-7 或 del（7q）除外]	
形态学定义的 MDS	MDS 伴低原始细胞（MDS-LB）	骨髓＜ 5%，外周血＜ 2%		
	低增生性 MDS（MDS-h）	骨髓＜ 5%，外周血＜ 2%		
MDS 伴原始细胞增多	MDS-IB1	骨髓为 5% ～ 9%，外周血为 2% ～ 4%		
	MDS-IB2	骨髓为 10% ～ 19%，外周血为 5% ～ 19%		
	MDS 伴纤维化（MDS-f）	骨髓为 5% ～ 19%，外周血为 2% ～ 19%		

24. MDS 的国际共识分型

2022 年提出了一个独立于 WHO-HEM5 的 MDS 国际共识分型（ICC），该诊断分型系统的基本原则与 WHO-HEM5 相同，即细胞分子遗传学优先于细胞形态学，ICC 与 WHO-HEM5 的主要区别（表 11）有：① ICC 中 MDS 的疾病定名仍采用 myelodysplastic syndrome；②关于 CHIP 和 CCUS（表 12）、MDS 伴 del（5q）（表 13）、MDS 伴环形铁粒幼细胞（表 14）和 MDS、MDS/AML、AML 伴有 *TP53* 突变（表 15）的具体标准有所不同；③不能按分子遗传学进行分型诊断的患者，疾病亚型的命名和标准见表 16。

表 11　成人 MDS WHO-HAEM5 和 ICC 诊断标准对比

基因 / 形态学特征	WHO-HAEMS	ICC	不同点
SF3B1 突变	MDS 伴低原始细胞和 *SF3B1* 突变	MDS 伴 *SF3B1* 突变	• ICC 要求 *SFB31* VAF ≥ 10%，WHO-HEM5 要求 VAF ≥ 5% • ICC 要求排除伴有 3q26.2 的异常和 *RUNX1* 的突变
TP53 突变	MDS 伴 *TP53* 双等位基因突变	MDS 伴 *TP53* 突变	• ICC 要求 *TP53* VAF ≥ 10%，WHO-HEM5 无最低 VAF 要求 • ICC 允许原始细胞为 10% ～ 19%（MDS/AML）的患者单个 *TP53* 突变，WHO-HEM5 允许所有患者的 *TP53* 双等位基因突变 • ICC 允许在 *TP53* LOH 状态未知时用复杂核型支持双等位基因突变，WHO-HEM5 不允许
Del（5q）	MDS 伴单独 5q 缺失	MDS 伴 del（5q）	WHO-HEM5 要求至少 1 个系别 10% 以上的病态造血，ICC 无此要求
原始细胞增多或奥氏小体	MDS 伴原始细胞增多 1 型（MDS-IB1） MDS 伴原始细胞增多 2 型（MDS-IB2） MDS 伴原始细胞增多和纤维化（MDS-F）	MDS 伴原始细胞增多（MDS-EB） MDS/AML	WHO-HEM5 中的 IB2 几乎等同于 MDS/AML，WHO-HEM5 中的 IB1 几乎等同于 MDS-EB，但是， • 原始细胞＜ 10% 伴有奥氏小体的患者在 ICC 中诊断为 MDS-EB，在 WHO-HEM5 中诊断为 MDS-IB2 • 外周血原始细胞为 5% ～ 9%，在 ICC 中诊断为 MDS-EB，在 WHO-HEM5 中诊断为 MDS-IB2 • WHO-HEM5 中的 MDS-F 相当于 ICC 中的 MDS-EB 和 MDS/AML 伴有 2 ～ 3 级骨髓纤维化

续表

基因 / 形态学特征	WHO-HAEMS	ICC	不同点
原始细胞不增多	MDS 伴低原始细胞 MDS（低增生） MDS 伴低原始细胞和环形铁粒幼细胞	MDS-NOS-SLD MDS-NOS-MLD	WHO-HEM5 将患者基于骨髓增生程度或≥ 15% 的环形铁粒幼细胞进行分类，ICC 中将患者基于 1 个系别或多个系别病态造血进行分类

注：LOH，杂合性缺失；SLD，单系发育异常；MLD，多系发育异常。

表 12　髓系前驱疾病在 WHO-HAEM5 及 ICC 中的诊断标准

髓系前驱疾病	WHO-HAEM5	ICC
CHIP	• 检测到髓系肿瘤相关的体细胞突变 • VAF ≥ 2%（X 染色体连锁基因突变在男性中 VAF ≥ 4%） • 无血液系统疾病或不能解释的血细胞减少[1]	• 存在髓系肿瘤驱动基因体细胞突变（VAF ≥ 2%）或非 MDS 定义的克隆性细胞遗传学异常[2] • 无发育异常、髓系肿瘤或不能解释的血细胞减少
CCUS	• 检测到体细胞基因突变 • VAF ≥ 2%（X 染色体连锁基因在男性中 VAF ≥ 4%） • 持续血细胞减少＞ 4 个月 • 不满足髓系肿瘤诊断标准	• 排除由其他合并症引起的特发性的持续血细胞减少＞ 4 个月 • 无发育异常、原始细胞增多
VEXAS 综合征	无	• 新增了 VEXAS 综合征[3]：自身免疫性表现，*UBA1* 突变，无 MDS 定义的遗传学异常
CMUS	无	• 新增了 CMUS

注：[1] WHO-HAEM5 与 ICC 中定义的血细胞减少：贫血（男性血红蛋白＜ 130 g/L，女性血红蛋白＜ 120 g/L），中性粒细胞减少（中性粒细胞绝对值＜ 1.8×10^9/L），血小板减少（＜ 150×10^9/L）。

[2] MDS 定义的遗传学异常：*SF3B1* 突变（VAF ＞ 10%），多打击 *TP53* 突变（VAF ＞ 10%），del（5q）、del（7q）、−7，或复杂核型。

[3] VEXAS 综合征：空泡（vacuoles）、E1 酶（E1 enzyme）、X- 连锁（X-Linked）、自身炎症（autoinflammatory）、体细胞突变（Somatic）综合征。

表 13　WHO（2016）、WHO-HAEM5 及 ICC 中 MDS 伴 del（5q）的诊断标准

诊断要点	WHO（2016）	WHO-HAEM5	ICC
术语	MDS 伴单独 del（5q）[MDS with isolated del（5q）]	MDS 伴低原始细胞和 5q 缺失（MDS with low blasts and isolated 5q deletion）	MDS 伴 del（5q）[MDS with del（5q）]
发育异常系别	巨核细胞，伴或不伴其他系发育异常	巨核细胞，伴或不伴其他系发育异常	通常≥ 1 个系别，但不要求
血细胞减少	贫血，伴或不伴其他血细胞减少和（或）血小板增多	贫血，伴或不伴其他血细胞减少和（或）血小板增多	≥ 1 个系别，允许血小板增多
骨髓及外周血原始细胞	骨髓＜ 5%，外周血＜ 1%，无奥氏小体	骨髓＜ 5%，外周血＜ 2%	骨髓＜ 5%，外周血＜ 2%，无奥氏小体
染色体异常	单独 del（5q），或伴有 1 个其他染色体异常 [-7 或 del（7q）除外]	单独 del（5q），或伴有 1 个其他染色体异常 [-7 或 del（7q）除外]	单独 del（5q），或伴有 1 个其他染色体异常 [-7 或 del（7q）除外]
基因突变	少数患者伴有 *JAK2 V617F*、*MPL W515L* 或 *SF3B1* 突变	排除 *TP53* 双等位基因失活	排除多打击 *TP53* 突变
备注		不满足其他 MDS、MDS/MPN 或 AML 的诊断标准	

表 14　WHO（2016）、WHO-HAEM5 及 ICC 中 MDS 伴环形铁粒幼细胞的诊断标准

诊断要点	WHO（2016）	WHO-HAEM5	ICC
术语	MDS 伴环形铁粒幼细胞（MDS-RS-SLD，MDS-RS-MLD）	MDS 伴低原始细胞和 *SF3B1* 突变	MDS 伴 *SF3B1* 突变
发育异常系别	SLD 1 个系别，MLD 2～3 个系别	红细胞系	通常≥ 1 个系别，但无要求
血细胞减少	SLD 1 个系别，MLD 1～3 个系别	≥ 1 个系别，无血小板增多	≥ 1 个系别
骨髓及外周血原始细胞	骨髓＜ 5%，外周血＜ 1%，无奥氏小体	骨髓＜ 5%，外周血＜ 2%	骨髓＜ 5%，外周血＜ 2%

续表

诊断要点	WHO（2016）	WHO-HAEM5	ICC
染色体异常	任何核型，但不符合伴单纯 del（5q）的 MDS 标准	无 del（5q），−7，或复杂核型	任何核型，但非单独 del（5q），−7/del（7q），异常 3q26.2，或复杂核型
基因突变	80% ～ 90% 的 MDS-RS-SLD 患者和 30% ～ 70% 的 MDS-RS-MLD 患者中存在 *SF3B1* 突变	*SF3B1*（VAF ≥ 5%），无 *TP53* 双等位基因失活	*SF3B1*（VAF ≥ 10%），无多打击 *TP53* 突变或 *RUNX1* 突变
备注	RS ≥ 15%，或 ≥ 5% 伴有 *SF3B1* 突变	将 RS ≥ 15% 无 *SF3B1* 突变者命名为 MDS 伴低原始细胞和环形铁粒幼细胞	RS ≥ 15% 无 *SF3B1* 突变定义为 MDS，非特指型，无论 RS 数量（MDS，NOS，irrespective of the number of RS）

表 15　WHO-HAEM5 和 ICC 中 MDS、MDS/AML、AML 伴有 *TP53* 突变的诊断标准

WHO-HAEM5	ICC		
MDS 伴 *TP53* 双等位基因突变	MDS 伴 *TP53* 突变	MDS/AML 伴 *TP53* 突变	AML 伴 *TP53* 突变
• 满足 MDS 的诊断标准 • 骨髓和外周血髓系原始细胞＜ 20%，红细胞系原始细胞＜ 30% • 90% 的患者存在复杂核型 • ≥ 2 个 *TP53* 突变，或 1 个 *TP53* 突变伴有 *TP53* 拷贝数缺失或 cnLOH	• 任意系别的血细胞减少 • 骨髓及外周血原始细胞为 0 ～ 9%，任意奥氏小体 • 多打击 *TP53*[1]	• 任意系别的血细胞减少 • 骨髓及外周血原始细胞为 10% ～ 19% • 任意 *TP53* 突变（VAF ＞ 10%）	• 不要求血细胞减少 • 骨髓及外周血原始细胞 ≥ 20% 或满足纯红白血病的诊断标准 • 任意 *TP53* 突变（VAF ＞ 10%）

注：[1] 多打击 *TP53* 定义为 2 个不同的 *TP53* 突变（每 1 个 VAF 均＞ 10%），或 1 个 *TP53* 突变伴有染色体 del（17p）、VAF ≥ 50%、17p *TP53* 位置上的 cnLOH 等情况，或在未检测 LOH 时，1 个 *TP53* 突变（VAF ＞ 10%）伴有复杂核型（常存在 17p 缺失）。

表 16　ICC 中 MDS，NOS 和 MDS/AML 的诊断标准

诊断要点	MDS，NOS 无发育异常	MDS，NOS 伴单系发育异常	MDS，NOS 伴多系发育异常	MDS 伴原始细胞增多	MDS/AML
发育异常的系别（个）	0	1	≥ 2	通常≥ 1，但不要求	通常≥ 1，但不要求
血细胞减少的系别（个）	≥ 1	≥ 1	≥ 1	≥ 1	≥ 1
骨髓及外周血原始细胞	骨髓＜ 5%，外周血＜ 2%	骨髓＜ 5%，外周血＜ 2%	骨髓＜ 5%，外周血＜ 2%	骨髓为 5% ～ 9%，外周血为 2% ～ 9%*	骨髓或外周血为 10% ～ 19%
奥氏小体	无	无	无	任意	任意
染色体异常	-7/del（7q）或复杂核型	任意，除非满足 MDS-del（5q）的标准	任意，除非满足 MDS-del（5q）的标准	任意	任意，排除 AML 定义的染色体异常
基因突变	无多打击 *TP53*，无 *SF3B1* 或 *RUNX1* 突变	无多打击 *TP53*，无 *SF3B1* 或 *RUNX1* 突变	无多打击 *TP53*，无 *SF3B1* 或 *RUNX1* 突变	任意，排除多打击 *TP53*	任意，排除 *NPM1*，*b-ZIP CEBPA* 或 *TP53*

注：* 或两次不同时间检查均发现外周血原始细胞为 1%；儿科骨髓为 5% ～ 9%，外周血为 2% ～ 9%。

25. WHO-HAEM5 和 ICC 标准的整合

尽管 WHO-HAEM5 和 ICC 标准的基本原则是大体一致的，但存在以下主要问题：①不同的命名会给医师和患者带来混乱；②不同的诊断标准会给有些患者做出不同的诊断，这样会影响患者治疗的选择；③此前上市药物的适应证大都基于 WHO（2016），

而按照 WHO-HAEM5 和 ICC 标准做出诊断的患者如何来选择药物；④今后在做新药临床试验时患者的纳入标准、排除标准是按 WHO-HAEM5、ICC 还是同时采用这 2 个诊断分型系统。最近我们和一些国际研究组就 WHO-HAEM5 和 ICC 标准的整合做了一些探索并提出了一些建议，但现阶段国际病理学专家共识建议在为患者做病理整合诊断时，同时给出 WHO-HAEM5 和 ICC 的分型诊断，还可以给出 WHO（2016）的分型诊断。

26. 基于细胞分子遗传学分型将是未来发展的必然趋势

血细胞重现性细胞形态学异常仅是表征，背后均有其发生的细胞分子遗传学基础，随着对 MDS 受累基因功能的解析和分子靶向药物的研发及上市，分子靶向治疗和免疫治疗（如分子靶向抗体类药物和 CAR-T 细胞类药物）将改变 MDS 的治疗路径，因此，基于细胞分子遗传学的诊断分型将是未来发展的必然趋势。最近，国际上提出了一个 MDS 的分子分型系统，将 MDS 分为四大类：第一大类是已经形成共识的亚型，如 DDX41、AML-like、TP53- 复杂染色体核型、单纯 5q- 和 SF3B1；第二大类是一些暂定亚型，如 CCUS-like、der（1；7）和 *TET2* 双等位基因异常；第三大类是一些新的亚型，如 -7/SETBP1、EZH2-ASXL1、IDH-STAG2、BCOR/L1、U2AF1[157/34]SRSF2 ZRSR2；第四大类是无阳性发现，包括 mNOS 和 No-event。按该系统进行分型诊断后，各亚型的总生存期和无白血病生存期独立于患者的原始细胞比例，且该分型系统不仅适用于原发性 MDS 患者，也适用于继发性（治疗相关性）MDS 和 MDS/MPN 患者。但该分型系统有待前瞻性研究和真实世界研究来验证。

27. 低增生性 MDS 与 AA 的鉴别诊断之我见

10% ～ 15% 的 MDS 患者在诊断时骨髓涂片提示有核细胞明显减少，骨髓组织切片中造血细胞面积缩小（70 岁以下患者＜ 30%，70 岁以上患者＜ 20%）。文献报道低增生性 MDS 的发生率占 MDS 总数的 10% ～ 15%，可见骨髓低增生并非 MDS 的一种少见现象。WHO-HAEM5 已将低增生性 MDS（hypocellular myelodysplastic syndrome，hMDS）作为一个独立的亚型列入 MDS 分型。hMDS 主要是由寡克隆 CD8+T 淋巴细胞扩增，分泌 INF-γ 和 TNF-α 损伤造血干细胞、祖细胞所致，*GATA2*、*DDX41*、*Fanconi* 贫血基因或端粒酶复合基因胚系突变的患者可有骨髓低增生，且可进展为 hMDS。中位发病年龄较其他类型的 MDS 相对小，但较 AA 患者年龄大，确诊时白细胞和中性粒细胞绝对值降低更明显。25% ～ 40% 的患者有克隆性染色体核型异常，较常见的染色体异常有 +8 和 20q–，尚未发现与 hMDS 相关的特异性基因突变。采用免疫抑制剂（如环孢素）治疗效果较好。

hMDS 与 AA 的鉴别目前仍是一个棘手的问题，特别是近年陆续有报道 AA 患者有克隆性染色体异常（如 +8）和基因突变

（如 *DNMT3a*、*TET2*、*ASXL1*、*PIGA*、*BCOR* 和 *BCORL1* 等），因此，hMDS 和 AA 均可有克隆性造血，但 hMDS 亦具有 MDS 的恶性特征（骨髓发育异常）。因此，仔细寻找骨髓发育异常的形态学证据是确诊 hMDS 及与 AA 鉴别的主要手段。

（1）血涂片中能见到发育异常的中性粒细胞或Ⅰ型、Ⅱ型原始细胞。

（2）骨髓涂片中能见到发育异常的粒系细胞、红系细胞，能见到Ⅰ型、Ⅱ型原始细胞，特别是小巨核细胞（借助 CD42 或 CD62 免疫组织化学染色）。

（3）骨髓切片中能见到小巨核细胞（借助 CD42 或 CD62 免疫组织化学染色），早期粒系细胞相对多见或 ALIP 阳性（借助 CD34 抗体的免疫组织化学染色），网状纤维局灶性增多（借助嗜银染色）。

（4）普鲁士蓝染色可见环形铁粒幼细胞。

28. MDS-F 与三阴原发性骨髓纤维化的鉴别诊断要点

WHO-HAEM5 中将 MDS 伴原始细胞增多和骨髓纤维化（MDS with increased blast and fibrosis，MDS-F）作为一个独立亚型列出，其诊断标准是骨髓原始细胞≥ 5% 但＜ 20% 和（或）外周血原始细胞≥ 2% 但＜ 20%，骨髓纤维化程度为 MF-2 或 MF-3。MDS-F 需与三阴原发性骨髓纤维化（triple-negative PMF，

TN-PMF）进行鉴别诊断。我们通过分析 48 例 TN-PMF 和 106 例 MDS-F 患者的临床和实验室特征，提出了一个鉴别诊断积分系统：脾脏左肋缘下可触及，2.0 分；血清 EPO ≥ 200 mIU/mL，–1.5 分；血小板计数≥ 100×10^9/L，2.5 分；骨髓原始细胞≥ 2%，–1.5 分；*ASXL1* 突变，1.5 分。累计积分≤ – 0.5 分，支持 MDS-F 诊断，累计积分＞ –0.5 分支持 TN-PMF 诊断。

MDS的预后：制定治疗策略的基础

29. 国际预后积分系统

1997年国际MDS危险分析专题讨论会综合一些大系列的MDS预后资料，经过对各个重要预后因素的逐个分析，确定骨髓原始细胞比例、骨髓造血细胞染色体核型和外周血细胞减少系列数最具有预后意义。据此提出了MDS国际预后积分系统（International Prognostic Scoring System，IPSS），将MDS分为低危、中危Ⅰ、中危Ⅱ和高危4个危险度组，详见表17，对于预估患者的生存期及白血病转变具有重要意义。IPSS提出后，很快得到一些学者的验证和认同，取代此前其他的预后积分系统，并被广泛接受，低危和中危Ⅰ属较低危，中危Ⅱ和高危属较高危。

表 17　MDS IPSS 积分标准

预后变量	积分（分）				
	0	0.5	1.0	1.5	2.0
骨髓原始细胞比例	＜ 5%	5% ～ 10%		11% ～ 20%	21% ～ 30%
染色体核型 *	良好	中间	不良		
外周血细胞减少△系列数	0 ～ 1 个系别	2 ～ 3 个系别			

注：危险度分组：低危（0 分），中危Ⅰ（0.5 ～ 1.0 分），中危Ⅱ（1.5 ～ 2.0 分）和高危（≥ 2.5 分）。

* 预后良好核型：正常核型，–Y，5q–，20q–；预后不良核型：复杂核型异常（≥ 3 种异常），7 号染色体异常；预后中间核型：除上述两类以外的其他核型异常。

△血细胞减少的标准：血红蛋白＜ 100 g/L；中性粒细胞绝对值＜ 1.8×10^9/L；血小板计数＜ 100×10^9/L。

30. 修订后的国际预后积分系统

由于 IPSS 预后积分系统中染色体核型分组仅包括了 MDS 的常见染色体核型异常，通过对大系列病例研究，明确了一些少见但有明确预后意义的染色体核型异常，并据此对 IPSS 预后积分系统中细胞遗传学预后分组进行了修订：①非常好，del（11q），–Y；②好，正常，der（1；7），del（5q），del（12p），del（20q），伴 del（5q）的 2 种异常；③中等：–7/del（7q），+8，i（17q），+19，+21，任何其他单独异常或独立的多个克隆；④差，–7，inv（3）/t（3q）/del（3q），包含 –7/7q– 的 2 种异常，共 3 种异常；⑤非常差：3 种以上异常。

2012 年提出了修订后的 IPSS（IPSS-R）：原始细胞按≤ 2%、＞ 2% ～＜ 5%、5% ～ 10% 和＞ 10% ～ 30% 进行划分；染色体

核型预后分组采用前述 5 组分法；细化了血细胞减少的分组；将年龄、一般状况、SF、乳酸脱氢酶和 β2 微球蛋白等临床和实验室参数作为暂定预后因素。IPSS-R 预后危险度分组分为极低危、低危、中危、高危和极高危 5 组（表 18），中位生存期分别为 6.8 年、4.3 年、2.3 年、1.5 年和 0.9 年，发生 AML 转化的中位时间分别为未达到、未达到、15.7 年、4.8 年和 2.6 年。积分 ≤ 3.5 分属较低危组，积分＞ 3.5 分属较高危组。

表 18 IPSS-R 积分标准

预后变量	积分（分）						
	0	0.5	1.0	1.5	2.0	3.0	4.0
遗传学	非常好		好		中	差	非常差
骨髓原始细胞比例	≤ 2%		2% ～ 5%		5% ～ 10%	＞ 10%	
血红蛋白（g/L）	≥ 10		8 ～ 10		≤ 8		
血小板（$\times 10^9$/L）	≥ 100	50 ～ 80	＜ 50				
中性粒细胞（$\times 10^9$/L）	≥ 0.8	＜ 0.8					

注：极低危组（≤ 1.5 分），低危组（1.5 ～ 3.0 分），中危组（3.0 ～ 4.5 分），高危组（4.5 ～ 6.0 分）和极高危组（＞ 6.0 分）。

31. 以 WHO 分型为基础的预后积分系统

2001 年 WHO 造血组织肿瘤分型指导委员会提出 WHO 分型后，按照 FAB 分型制定的 IPSS 中的骨髓原始细胞比例分组不能充分发挥其预后作用，因此 2005 年德国学者基于 WHO 分型标准提出了 WPSS 积分系统。该积分系统将 MDS 患者划分为极低危、低危、中危、高危和极高危组，属于这些危险度分组的患者中位生存期分别为 141 个月、66 个月、48 个月、26 个月、9 个月，2 年转白率分别为 3%、6%、21%、38%、80%，5 年转白率分别为 3%、14%、33%、54%、84%。

与 IPSS 预后积分系统相比，WPSS 系统最大的优点是：IPSS 是基于原发初治患者提出的，仅适合原发初治患者预后的判断；而 WPSS 适于 MDS 患者病程演进过程中任一时点预后的判断，此外，还适合继发性 MDS 患者预后的判断。由于各国 MDS 患者的输血指征不同，“输血依赖”判断标准难以统一，2011 年又提出了修订后的 WPSS 预后积分系统，根据积分不同分为极低危（0 分）、低危（1 分）、中危（2 分）、高危（3 ～ 4 分）和极高危（5 ～ 6 分）5 个危险度组（表 19）。

表 19　基于 WHO 分型的预后积分系统（WPSS，2011 版）

预后变量	积分（分）			
	0	1	2	3
WHO 分类	RCUD、RARS、伴有单纯 5q– 的 MDS	RCMD	RAEB-1	RAEB-2
核型 *	好	中等	差	—
严重贫血 #	无	有		

注：* 预后好核型：正常核型，–Y，del（5q），del（20q）。预后中等核型：其余异常。预后差核型：复杂（≥ 3 个异常）或 7 号染色体异常。

男性患者血红蛋白＜ 90 g/L，女性患者血红蛋白＜ 80 g/L。

32. 基因突变与 MDS 的预后

在 MDS 患者较常见的突变中，单个基因与预后的研究证实，

SF3B1 基因突变是一个预后好的标志，其他基因（如 *DNMT3a*、*ASXL1*、*EZH2*、*U2AF1*、*TP53* 等）常提示预后差。

Makishima 等将基因突变分为 4 组：第 1 组包括 *FLT3*、*PTPN11*、*WT1*、*IDH1*、*NPM1*、*IDH2* 和 *NRAS* 等 7 个基因；第 2 组包括 *GATA2*、*KRAS*、*TP53*、*RUNX1*、*STAG2*、*ASXL1*、*ZRSR2* 和 *TET2* 等 8 个基因；第 3 组为第 1 组、第 2 组及 *SF3B1* 基因均为野生型；第 4 组为 *SF3B1* 基因突变，但第 1 组和第 2 组基因皆为野生型。总生存期依次为第 4 组好于第 3 组，第 3 组好于第 2 组，第 2 组好于第 1 组，均有显著的统计学差异。Nazha 等在 IPSS-R 基础上提出了一个结合分子生物学的积分系统：年龄 ×0.04+IPSS-R 积分 ×0.3+*EZH2*×0.7+*SF3B1*×0.5+*TP53*×1。依据得分分为 4 个危险度组：低危（≤3 分），中危Ⅰ（3.1 ～ 3.6 分），中危Ⅱ（3.7 ～ 4.6 分）和高危（≥4.7 分）。各危险度组的中位生存期分别为 37.4 个月、23.2 个月、19.9 个月和 12.2 个月。针对 457 例 MDS 患者我们比较了 IPSS-R 及前述单纯基于基因突变和 IPSS-R 结合分子突变的这 2 个预后积分系统并进行验证，结果证实预后效力最高的是 Nazha 等提出的系统。

由于这些研究均是基于回顾性研究得出的，且有些为单中心研究结果，有待于国际多中心前瞻性研究进一步确定。

33. IPSS-M 的预后效力大于 IPSS 和 IPSS-R

2022 年，将基因突变与 IPSS-R 整合建立了 IPSS-M 预后模型，预后变量包括骨髓原始细胞比例、血小板计数、血红蛋白水平、IPSS-R 细胞遗传学分组和 32 种突变基因（表 20），分为 6 个危险组（表 21），其因复杂性必须在线计算（https://mds-risk-model.com/）；IPSS-M 对原发 MDS 和 tMDS 均适用。IPSS-M 提出后我们和国际其他几个研究组对该系统进行了验证，均证实该系统的预后效力高于 IPSS 和 IPSS-R。由于现今 MDS 的治疗选择主要基于预后分组，采用 IPSS-M 可将原来按照 IPSS 和 IPSS-R 分组的较低危组患者的预后风险分组上调，这样可使部分患者更早地接受更合适的治疗，如年轻患者进行造血干细胞移植。但该系统是基于欧美患者做出的，由于亚洲患者基因突变谱系与欧美患者不完全一致，我国患者在使用该系统时应考虑到这一点，此前我们的研究结果发现该系统更适合我国 60 岁以上的患者。

表 20　IPSS-M 积分系统中的突变基因

主要效应基因（*N*=17）	其他（剩余）基因（*N*=15）
TP53multi	*BCOR*
MLLPTD	*BCORL1*
FLT3	*CEBPA*
SF3B15q	*ETNK1*
NPM1	*GATA2*
RUNX1	*GNB1*
NRAS	*IDH1*
ETV6	*NF1*
IDH2	*PHF6*
CBL	*PPM1D*
EZH2	*PRPF8*
U2AF1	*PTPN11*

续表

主要效应基因（*N*=17）	其他（剩余）基因（*N*=15）
SRSF2	*SETBP1*
DNMT3A	*STAG2*
ASXL1	*WT1*
KRAS	
*SF3B1*α	

表 21　IPSS-M 预后分组

预后变量	极低危（≤ –1.5 分）	低危（> –1.5 ～ –0.5 分）	中低危（> –0.5 ～ 0 分）	中高危（> 0 ～ 0.5 分）	高危（> 0.5 ～ 1.5 分）	极高危（> 1.5 分）
中位 LFS（年）	9.7	5.9	4.5	2.3	1.5	0.76
中位 OS（年）	10.6	6.0	4.6	2.8	1.7	1.0
AML1 年转化率（%）	0	1.7	4.9	9.5	14.3	28.2
AML4 年转化率（%）	2.8	5.1	11.4	18.9	29.2	42.8

注：LFS，无白血病生存期；OS，总生存期。

MDS 治疗策略的制定

34. MDS 的治疗策略

虽然 MDS 的实质是一组恶性克隆性疾病，转变为白血病的危险性很高，但患者的自然临床过程和转归差异极大，真正转变为 AML 的患者不超过总体的 30%。多数患者一生并未发生白血病转化，而是一直处于顽固性血细胞减少的状态。这些患者的生活和生命所受到的实际威胁是血细胞减少所导致的生活质量劣化和并发症，如感染、出血、贫血性心脏病变等。

此前为患者制定治疗方案时主要依据 MDS 国际预后积分（修订）系统（IPSS，IPSS-R）的预后分组，IPSS 低危和中危 I 及 IPSS-R 积分≤ 3.5 分归为较低危组 MDS，其他患者归为较高危组 MDS，较低危组患者的主要治疗目标是改善外周血的血细胞计数和提高患者生活质量，较高危组患者的主要治疗目标是清除 MDS 恶性克隆和延长生存期。

现如今，为 MDS 患者制定具体方案时，我们应综合考虑以下几个主要因素：① MDS 患者自身因素，如年龄、患者合并疾病指数分组和患者的脆弱性指数分组；② MDS 疾病因素，如 IPSS/IPSS-R 预后分组、患者基因突变谱系等；③可得到治疗方案的疗效预测积分系统；④患者自己的意愿（追求生活质量为主还是追求长生存期为主）。

35. 合并疾病的评估系统

MDS 患者合并疾病的积分模型主要分为两大类：其一是广泛适用于合并多种基础疾病的积分模型（如成人合并症评估 –27 评分系统），其二则是针对 MDS 患者人群提出的，如 MDS 血液系统外合并症指数。

MDS 合并症指数（MDS-specific comorbidity index，MDS-CI）将 5 类疾病（心脏疾病、中度至重度的肝脏疾病、严重肺部疾病、肾脏疾病及实体肿瘤）依次做评价，其中按权重心脏疾病占 2 分，其余疾病各占 1 分，加权相得最终预后评分（表 22），并将患者进行分层 [低危（0 分），中危（1 ～ 2 分），高危（≥ 3 分）]。

目前，我国对患者合并疾病指数分组在治疗选择中的作用和地位尚未足够重视。确诊后的 MDS 患者，首先进行疾病的预后分组，同时应进行合并疾病评估，如老年（＞ 65 岁）且 MDS-CI 高危患者应避免选择强治疗（如 AML 样联合化疗），单纯的支持治疗可能是这些患者的唯一选择。

表 22 MDS 合并症指数（MDS-CI）

合并症	积分（分）
心脏疾病	2
中度至重度的肝脏疾病	1
严重肺部疾病	1
肾脏疾病	1
实体肿瘤	1

注：心脏疾病：心律失常（心房颤动、心房扑动、病态窦房结综合征、室性心律失常）、心脏瓣膜病（除二尖瓣脱垂外）、冠状动脉性心脏病或心肌梗死；肝脏疾病：慢性肝炎、肝硬化、肝纤维化，持续性胆红素或 AST/ALT 增高；肺部疾病：DLCO 和（或）$FEV_1 \leqslant 65\%$，或休息时呼吸困难或需要吸氧；肾脏疾病：持续性肌酐＞ 2 mg/dL，肾脏透析或肾移植；实体肿瘤：患者病史中发生在任何时间点的恶性肿瘤（除非黑色素瘤皮肤癌外）。

我们对 MDS 合并疾病患者的预后做过一个研究，纳入的 676 例患者中有 395 例（58.4%）伴有合并疾病（合并疾病组），281 例（41.6%）不伴合并疾病（无合并疾病组）。两组患者在年龄（≥ 60 岁）、骨髓原始细胞比例、染色体核型异常比例、WHO 分型（2008）、IPSS-R 危险度分组方面具有显著统计学差异（*P* 值均＜ 0.05），在性别、血红蛋白、白细胞计数、血小板计数、SF 方面无统计学差异（*P* 值均＞ 0.05）。单因素和多因素分析均证实合并疾病具有独立的预后意义（*P* 值均＜ 0.001）。按 MDS-CI 对有合并疾病的 MDS 患者进行危险度分组，低危、中危、高危患者的中位生存时间分别为 32 个月、19 个月、13 个月，而没有合并疾病患者的中位生存时间为 96 个月，差异具有统计学意义（*P* ＜ 0.001）。MDS-CI 危险度分组对 IPSS-R 低危、中危、高危组患者的预后有显著影响（*P* 值均＜ 0.001）。

36. MDS 虚弱量表

影响 MDS 患者预后和治疗方案选择的除疾病本身相关因素外，患者本人相关的一些因素（如合并疾病、脆弱性等）也非常重要。已有研究证实由身体质量指数（body mass index，BMI）、合并症、劳顿 - 布罗迪量表（Lawton-Brody scale，LB）、三水平五维健康量表（european quality of life-5 dimensions，3 levels，EQ-5D-3L）、实验室指标（血象、肝肾功能、乳酸脱氢酶）、体质测试等组成的 MDS 虚弱量表（表 23）对患者个性化治疗方案的制定有重要的辅助指导作用。

表 23　MDS 虚弱量表

分级	特征	治疗目标	治疗策略
虚弱	存在下列之一	改善血细胞减少及症状，提高生活质量	最佳支持治疗；姑息治疗（部分患者可应用 AZA）
	ECOG ≥ 3 分		
	TUGT > 10 秒		
	ADL ≥ 1 个项目受限		
	IADL ≥ 3 个项目受限		
	HSCT-CI、CCI ≥ 3 分或 MDS-CI ≥ 1 分		
	≥ 1 项老年综合征（痴呆、谵妄、抑郁、跌倒和尿失禁）		
	营养状况重度损害（BMI < 16 kg/m^2、近期体重减轻 1 ～ 3 kg、食欲明显减退，或 MNA < 17 分）		
虚弱前期	ECOG 0 ～ 2 分，ADL 无受限，无老年综合征，存在下列之一	延长 OS 和 PFS	LR：纠正血细胞减少及相关症状，监测肝肾功能和合并症，调整药物剂量 HR：至少 6 个疗程 HMA，如转为无虚弱可桥接 HSCT
	IADL 1 ～ 2 个项目受限		
	HSCT-CI、CCI：1 ～ 2 分		
	营养状况中度损害（MNA 评分为 17 ～ 24 分）		
	SPPB < 9 分		
	MMSE < 27 分或 3MS < 77 分		

续表

分级	特征	治疗目标	治疗策略
无虚弱	无上述危险因素	治愈疾病，延长 OS 和 PFS	LR：纠正血细胞减少及相关症状 HR：HMA、IC、HSCT

注：TUGT，“起立一行走”计时测试；ADL，日常生活活动能力；IADL，工具性日常生活活动能力；HSCT-CI，造血干细胞移植合并症指数；CCI，查尔森合并症指数；MNA，简易营养评估；SPPB，简易机体功能评估；MMSE，简易智力状态检查；3MS，改良的简易精神状态测试；LR，较低危；HR，较高危；HMA，去甲基化药物；IC，强化化疗；HSCT，造血干细胞移植。

我们最近对 2016 年 8 月—2023 年 6 月就诊于中国医学科学院血液病医院的初治 MDS 患者应用 MDS 虚弱量表进行评分，共纳入 812 例患者，中位年龄为 55（13 ～ 89）岁，中位随访时间为 22.5（20.2 ～ 24.9）个月，中位 OS 时间为 43.3（36.8 ～ 49.8）个月。患者得分平均值为 0.4 分，中位数为 0.42 分。男性患者得分的平均值及中位数相对女性较高（*P*=0.006），大于 60 岁患者的得分高于≤ 60 岁患者（*P*=0.014），IPSS-R（*P*=0.001）及 IPSS-M（*P*=0.014）分组后由低至高风险组患者的 MDS 虚弱量表得分逐渐升高。使用受试者操作特征曲线确定 MDS 虚弱量表的最佳截断值为 0.44，并根据其将患者分为非衰弱组及衰弱组。非衰弱组患者（452 例）的中位 OS 时间为 54.7（47.5 ～ NA）个月，衰弱组（360 例）为 31.5（22.9 ～ 41.0）个月，3 年 OS 率分别为 63.2% *vs.*46.4%，5 年 OS 率分别为 49.9% *vs.*32.0%，差异有统计学意义（*P* ＜ 0.001）。

MDS 的最佳支持治疗

37. MDS 的一般支持治疗

支持治疗应是 IPSS 低危 / 中危Ⅰ、IPSS-R 极低危和低危及部分中危患者，特别是高龄 MDS 患者的主要甚至唯一治疗手段，这一观点应引起我们的高度重视，从而避免过度治疗。

对于无临床症状、不需输血、血红蛋白＞ 100 g/L、中性粒细胞＞ 1×10^9/L、血小板计数＞ 75×10^9/L 的患者，可继续随诊观察，给予必要的心理支持，并进行生活质量评估。

现今尚未确定需要输注红细胞的血红蛋白界定值，主要根据贫血相关的临床症状判断，一般来说，当血红蛋白＜ 80 g/L 时应考虑输注红细胞，当反复出现非溶血性发热性输血反应时应输注少白细胞的红细胞。慢性血小板减少的患者只需观察而不必预防性输注血小板，血小板计数＜ 10×10^9/L 为预防性输注血小板的指征，当发热、感染时血小板计数＜ 20×10^9/L 为预防性输注血小板的指征。对于输注血小板无效的患者或血小板显著减少的患者，可加用氨甲苯酸或其他抗纤溶药物。如果患者考虑进行造血干细胞移植（hematopoietic stem cell transplantation，HSCT），所输血制品应在输注前进行照射。

尚无证据支持常规给予中性粒细胞减少的 MDS 患者预防性抗细菌或真菌药物。可以给予严重中性粒细胞减少的患者预防性小剂量粒细胞集落刺激因子（G-CSF）治疗以维持中性粒细胞计数＞ 1×10^9/L。有明确感染灶时宜采用静脉抗生素治疗。

38. MDS 患者接受去铁治疗的可能获益

Leitch 等的研究结果首次证实去铁治疗可显著提高 IPSS 低危 / 中危Ⅰ的 MDS 患者的总生存期（接受去铁治疗组在 160 个月时尚未达中位生存期，未接受去铁治疗组中位生存期为 40.1 个月）。随后的研究证实 MDS 患者接受去铁治疗的可能获益有：①显著提高 IPSS 低危 / 中危Ⅰ MDS 患者的总生存期；②降低接受造血干细胞移植的患者发生移植后移植物抗宿主病（graft-versus host disease，GVHD）和感染的风险，从而延长造血干细胞移植患者的总生存期；③约 1/3 的患者单纯采用去铁治疗可获得不同程度的血液学改善。因此，诊断 MDS 时应同时评价机体铁沉积状态，并在此后根据输血频率进行定期监测。对于依赖输血的患者，每年监测 3 ～ 4 次 SF，去铁治疗开始后应按计划进行药物监测并定期评估各脏器功能。有条件时可定期进行 MRI 检查来监测心脏 T2 值、肝脏 R2 值并定期对患者进行心功能评估。

39. 哪些患者应考虑去铁治疗？

以下患者应考虑去铁治疗：①输血依赖患者，每个月成分输血（红细胞输注）达 4 U 且持续 1 年以上的患者；② SF ≥ 1000 ng/mL 的患者；③较低危 MDS 患者；④预期生存期超过 1 年的患者；⑤无影响预后的合并症的患者；⑥即将进行异基因造血干细胞移植的患者；⑦需要保护器官功能的患者。接受去铁治疗的指征是 SF ≥ 1000 ng/mL 或每个月输注红细胞≥ 4 U，且维持这一水平超过 1 年。去铁治疗的目标是 SF ＜ 1000 mg/L。

40. 去铁胺的使用方法

去铁胺的使用方法：20 ～ 40 mg/kg，配成 10% 的浓度（5 mL 注射用水溶解 500 mg 去铁胺），推荐采用输液泵持续皮下注射，晚上睡觉时使用，每次输注时间 8 ～ 12 小时，每周 5 ～ 7 天，至 SF 浓度＜ 1000 mg/L。当 SF 浓度达 2000 mg/L 后，去铁胺剂量不要超过 25 mg/kg。

使用该药的注意事项及不良反应：①用药前后应监测 SF、尿铁，去铁治疗有效时小便常呈橙红色；②去铁胺不能加入血制品中并一同静脉滴注，以免不能正确分析发热、皮疹等不良反应的原因；③皮下注射部位首选腹部，每天应更换腹部注射部位，以助药物吸收；④使用去铁胺偶可见过敏反应，长期使用偶可致白内障和儿童长骨发育障碍，剂量过大可引起视力和听力减退，建议注意检查儿童生长发育和骨发育，定期检测视力和听力。

41. 地拉罗司的使用方法

口服去铁剂地拉罗司于 2005 年 11 月和 2006 年 9 月先后获美国食品药品监督管理局（Food and Drug Administration，FDA）和欧洲药品管理局批准用于输血导致的慢性铁超负荷治疗。推荐起始剂量为 20 ～ 30 mg/kg。对于每月输注浓缩红细胞超过 14 mL/kg（即成人每月超过 4 U）并需要达到负铁平衡的患者，可以考虑起始剂量为 30 mg/（kg · d）；对于每月输注浓缩红细胞低于 7 mL/kg（即成人低于 2 U/ 月）和需要维持体内铁平衡的患者，可以考虑起始剂量为 10 mg/（kg · d）。已经对去铁胺治疗有良好反应的患者，可以考虑地拉罗司的初始剂量为去铁胺剂量的一半 [例如，一位接受去铁胺 40 mg/（kg · d）、每周 5 天或相当剂量治疗的患者，若改用本品可以从 20 mg/（kg · d）开始]。每隔 3 个月根据 SF 变化趋势和安全性指标进行剂量调整。使用地拉罗司的注意事项及不良反应有：①地拉罗司可引起胃肠道反应、皮疹、谷丙转氨酶升高，偶有听觉减退；②地拉罗司还可引起肌酐升高，建议定期检查肾功能，肾功能不全时应慎用。

42. 细胞因子治疗 MDS

常用方案为用促红细胞生成素（erythropoietin，EPO）± G（GM）-CSF。首选单用重组人 EPO（rHuEPO），每天 10 000 U，连用 6 周，无效者可再用 6 周或加用 G-CSF，G-CSF 用量为 75 μg/d → 150 μg/d → 300 μg/d 每周递增，使白细胞计数维持在（6 ～ 10）× 10^9/L。在达到最佳疗效后，G-CSF 用量减为每周 3 次；rHuEPO 间隔 4 周调整 1 次用量，改为每周 5 天→每周 4 天→每周 3 天至维持最佳疗效的最低用量。我们总结了采用 EPO ± G-CSF 治疗较低危 MDS 患者的疗效，52 例较低危原发 MDS 患者接受至少 8 周的每日或隔日 EPO 单独或联合 G-CSF 单次皮下注射治疗，待红细胞系达到最佳疗效且维持 4 周后 EPO 或 G-CSF 逐渐减量至停用或维持最佳疗效的最小剂量。51.9%（27/52）的患者治疗有效（9 例达完全缓解，18 例出现红细胞系反应），中位疗效持续时间为 37（6 ～ 94）个月（完全缓解患者为 38 个月，红细胞系反应患者为 36 个月）。初诊时血清促红细胞生成素（serum erythropoietin，sEPO）水平＜ 500 mU/mL 是疗效好的独立预测因素，中剂量组（每周 35 000 ～ 45 000 IU）和高剂量组（每周 70 000 IU）疗效好于低剂量组（每周≤ 21 000 IU）。Hellström-Lindberg 等提出的 EPO 疗效预测积分系统已得到验证。该积分参数有 2 个：血清 EPO 水平（＜ 100 U/L，赋予 +2 分；100 ～ 500 U/L，赋予 +1 分；＞ 500 U/L，

赋予 –3 分）和每月红细胞输注量（每月＜ 8 U，赋予 +2 分；每月＞ 8 U，赋予 –2 分）。（＞ +1）组、（–1 ～ +1）组、（＜ –1）组患者的疗效分别为 74%、23% 和 7%。较低危组患者 EPO 的使用可能更高效，（＞ +1）组应首先选用 EPO 治疗。

43. 罗特西普的使用方法

罗特西普作为一种重组融合蛋白，由一种改良的人体活性物质组成的Ⅱ B 受体（actR Ⅱ B）细胞外结构域与人免疫球蛋白 G1 的 Fc 结构域融合而成，其可作为一种选择性的配体陷阱捕获 TGF-β 配体，阻断配体与受体之间的相互作用，抑制 SMAD2/3 通路激活，下调 TGF-β 通路，以此促进晚期红细胞成熟。

一项罗特西普治疗 IPSS-R 极低危、低危、中危的 MDS-RS 患者的Ⅲ期临床试验将 229 例患者按 2 ∶ 1 的比例随机分配至罗特西普组（1.0 ～ 1.75 mg/kg，每 3 周 1 次）或安慰剂组，95% 的患者曾接受红细胞生成刺激剂（erythropoiesis-stimulating agent，ESA）治疗。1 ～ 24 周期间，罗特西普组脱离红细胞输注≥ 8 周的患者比例显著高于安慰剂组（38% *vs.*13%），同样脱离红细胞输注≥ 12 周的患者比例也显著高于安慰剂组（28% *vs.* 8%）。罗特西普组红细胞系反应率显著高于安慰剂组（53% *vs.*12%）。中位有效持续时间为 30.6 个月。治疗前输血负荷为＜ 4 U/8 周、4 ～ 6 U/8 周、≥ 6 U/8 周的患者，脱离红细胞输注的比例分别为 80%、37%、9%。患者的耐受性均较好，治疗过程中血小板水平及中性粒细胞绝对值没有明显变化。最常见的不良反应有疲劳（27%）、腹泻（22%）、乏力（20%）、恶心（20%）、头晕（20%）和后背痛（19%）。

最近发表的另一个开放标签、随机对照的Ⅲ期试验（COMMANDS 研究）纳入了 356 例年龄＞18 岁，IPSS-R 为极低危、低危或中危，未接受过 ESA 治疗，需要输注红细胞的 MDS 患者，将患者随机分配至接受罗特西普（178 例）及 ESA（178 例）治疗组，罗特西普每 3 周皮下注射 1 次，开始剂量为 1.0 mg/kg，可最大增加至 1.75 mg/kg；ESA 每周皮下注射 1 次，开始剂量为 450 IU/kg，最高可达 1050 IU/kg。对 301 例最终完成 24 周治疗或提前停药的患者（147 例罗特西普组患者，154 例 ESA 组患者）进行疗效分析，61%（89/147）的罗特西普组患者及 31%（48/154）的 ESA 组患者达到脱离红细胞输注≥ 12 周且平均血红蛋白浓度至少增加 1.5 g/dL 这一主要研究终点。44 例（30%）罗特西普组患者出现与治疗相关的 3 级或 4 级不良反应（发生在≥ 10% 的患者中），多为高血压（13%）、呼吸困难（12%）、新型冠状病毒感染（11%）、贫血（10%）等。ESA 组则有 27 例（18%）患者出现贫血（7%）、高血压（5%）、新型冠状病毒感染（1%）、乏力（1%）等 3 级或 4 级不良反应。中国和日本完成的Ⅱ期桥接试验（MDS-004，NCT04477850）结果证实亚洲 MDS 患者使用罗特西普治疗的疗效和药物不良反应与欧美患者无差别。

基于以上研究，欧盟和美国已批准罗特西普用于极低危至中危骨髓增生异常综合征伴环形铁粒幼细胞（MDS-RS）或骨髓增生异常综合征 / 骨髓增殖性肿瘤伴环形铁粒幼细胞和血小板增多（MDS/MPN-RS-T）的成人患者中，红细胞生成刺激剂治疗失败且 8 周内需要输注 2 个或 2 个以上红细胞单位的贫血患者。此外，在美国罗特西普还被批准用于治疗既往未使用红细胞生成刺激剂（ESA 初治）、需要定期输注红细胞的极低危至中危 MDS 成人患者的贫血。该药预计 2025 年将在我国获批 MDS 适应证。

罗特西普建议用法：起始剂量为 1.0 mg/kg，每 3 周 1 次，皮下注射。如果患者以 1.0 mg/kg 的起始剂量至少连续给药 2 次（6 周）后仍需输注红细胞，则将罗特西普的剂量增加至 1.33 mg/kg；如果患者以 1.33 mg/kg 的剂量水平至少连续用药 2 次（6 周）后仍需输注红细胞，则将罗特西普的剂量增加至 1.75 mg/kg。增加剂量的频率不得超过每 6 周 1 次（2 次给药），药物最大剂量不得超过 1.75 mg/kg。在未输血的情况下，如果 3 周内血红蛋白升高超过 2 g/dL 或给药前血红蛋白超过或等于 11.5 g/dL，则需减少罗特西普剂量或暂停治疗。如果在降低剂量后，患者失去治疗反应（即需要输血），或血红蛋白浓度在无输血的情况下 3 周内下降 1 g/dL 或以上，则增加 1 个剂量水平，剂量增加需至少间隔 6 周。最常见（＞10%）的不良反应为疲劳、头痛、肌肉骨骼痛、关节痛、头晕 / 眩晕、恶心、腹泻、咳嗽、腹痛、呼吸困难、新型冠状病毒感染、外周水肿、高血压和超敏反应。

44. 端粒酶抑制剂 imetelstat

imetelstat 是一种首创的寡核苷酸端粒酶抑制剂，通过阻断髓系血液系统恶性肿瘤中恶性干祖细胞失控的增殖，以恢复骨髓和正常的红细胞生成。一项多中心、随机、双盲、安慰剂对照Ⅲ期临床试验（IMerge 研究，NCT02598661），评估了 imetelstat 对 IPSS 较低危（低危或中危Ⅰ）且依赖输血（随机分组前 4 个月的 8 周内需要≥ 4 个红细胞单位）的 MDS 患者的疗效和安全性。该研究共纳入 178 例非 5 号染色体长臂缺失、依赖输血的成人 LR-MDS 患者，这些患者在接受 ESA 治疗后疾病进展或者对 ESA 不耐受。按 2 ∶ 1 随机分组（试验组 118 例，安慰剂组 60 例），试验组患者接受每 4 周 1 次的 imetelstat 治疗，剂量为 7.5 mg/kg，对照组则接受安慰剂治疗。研究的主要终点为第 8 周 RBC-TI 的患者比例。结果显示与安慰剂组相比，imetelstat 组至少连续 8 周（imetelstat 组：39.8%，95% *CI* 30.9 ～ 49.3；安慰剂组：15.0%，95% *CI* 7.1 ～ 26.6，$P < 0.001$）和至少 24 周（imetelstat 组：28.0%，95% *CI* 20.1 ～ 37.0；安慰剂组：3.3%，95% *CI* 0.4 ～ 11.5，$P < 0.001$）显示出更高的 RBC-TI。RBC-TI 在接受 imetelstat 治疗的患者中持久维持，8 周应答者和 24 周应答者的 RBC-TI 中位持续时间分别为 1 年和 1.5 年。在对接受 imetelstat 治疗并达到≥ 8 周 RBC-TI 患者的探索性分析中，imetelstat 组血红蛋白中位增幅为 3.6 g/dL，安慰剂组为

0.8 g/dL。在关键 MDS 亚组中均观察到具有临床意义的疗效结果，无论患者的环形铁粒幼细胞（ring sideroblast，RS）状态、基线输血负担和 IPSS 预后分组如何。在 IMerge 试验中，imetelstat 安全性良好，患者出现的血小板减少症和中性粒细胞减少症通常可控制且持续时间短。最常见的不良反应是血小板减少、白细胞减少、中性粒细胞减少、谷草转氨酶增加、碱性磷酸酶增加、谷丙转氨酶增加、疲劳、活化部分凝血活酶时间延长、关节痛 / 肌痛、新型冠状病毒感染和头痛。2024 年 6 月，美国 FDA 批准 imetelstat 用于治疗低危至中危Ⅰ MDS 且有红细胞输注依赖性贫血（需要在 8 周内使用 4 个或更多红细胞单位）的成年 MDS 患者，这些患者在 ESA 治疗无效或起效后又失去疗效或不适合选用 ESA 时，可选用 imetelstat 治疗。

MDS 的免疫抑制剂和免疫调节剂治疗

45. 应用免疫抑制剂治疗 MDS

那些 HLA-DRB1*15 阳性、骨髓增生减低、染色体核型正常、IPSS 低危组、存在 PNH 克隆的患者和红细胞输注时间＜2 年且需要治疗的患者，可选用环孢素 A（CsA）[3 mg/（kg · d）] 和抗人 T 细胞球蛋白（anti-human T-lymphocyte globulin，ATG）[40 mg/（kg · d）] 治疗。

分析 14 例口服 CsA 和 18 例口服 CsA 联合沙利度胺患者的治疗效果，初步结果提示 CsA 联合沙利度胺好于单用 CsA。随后我们用 CsA 联合沙利度胺治疗 IPSS 危险度评分为低危或中危Ⅰ的 76 例患者，CsA 的起始剂量为 3 mg/（kg · d），2 周后检测 CsA 的血药浓度，并根据血药浓度调整 CsA 剂量，使其谷浓度保持在 100 ～ 200 ng/mL，最终 CsA 的用量为 3 ～ 5 mg/（kg · d）。沙利度胺的用药剂量为 50 mg，每日睡前口服。治疗 12 周后未达血液学改善（hematologic improvement，HI）则改用其他治疗方案，有效患者如无 3 级以上药物不良反应，持续服用至 HI 后进展或复发。40 例（40/76，53%）患者获得了 HI。73 例治疗前血红蛋白＜ 110 g/L 的患者中，有 31 例（42%）在治疗后获得红细胞系反应（HI-E）。50 例治疗前中性粒细胞绝对值＜ 1.0×10^9/L 的患者中，有 15 例（30%）在治疗后获得中性粒细胞反应（haematologic improvement-neutrophil，HI-N）。58 例治疗前血小板计数＜ 100×10^9/L 的患者中，有 18 例（31%）在治疗后获得血小板反应（haematologic improvement-platelet，HI-P）。治疗有效的患者总体中位有效持续时间为 22 个月。借鉴再生障碍性贫血联合免疫治疗的理念，我们在原始细胞＜ 5% 的患者中比较 CsA+ 达那唑（600 mg/d）方案（50 例）和 CyA+ 达那唑 + 沙利度胺（50 mg qn）方案（65 例）的疗效，结果提示两组患者的总体 / 红细胞系 / 粒细胞系 / 巨核细胞系有效率均未见明显差异，CsA+ 达那唑基础上再联合沙利度胺并不能提高有效率或延长疗效持续时间，多因素分析显示年龄＜ 60 岁（*P*=0.019，95% *CI* 1.367 ～ 35.105）、不合并 *U2AF1* 突变（*P*=0.043，95% *CI* 1.041 ～ 11.011）、治疗前无输血依赖（*P*=0.027，95% *CI* 1.161 ～ 11.911）均为治疗有效的独立预测因素。CsA+ 达那唑已是我们中心那些不适合选用 EPO、来那度胺和罗特西普或采用这些药物治疗无效的患者的常用方案之一。

46. 应用来那度胺治疗 5q– 综合征

来那度胺是沙利度胺的类似物，是在沙利度胺邻苯二酰环的第 4 位引入 1 个氨基并去除环上的羰基后形成的一种新的化合物。作为第二代免疫调节药物，来那度胺的化学性质比沙利度胺更稳定，抗肿瘤、免疫调节等作用更强，同时克服了沙利度胺常见的不良反应。

来那度胺治疗伴单纯 5q31.1– 异常或 5q31.1– 异常伴有额外染色体异常的 MDS 患者脱离输血率分别为 69% 和 49%，获得血液学疗效的患者中有 76% 同时获得了细胞遗传学疗效（核型异常细胞比例减少≥ 50%），其中 55% 的患者完全缓解（complete response，CR）。

来那度胺于 2005 年 12 月 27 日获 FDA 批准用于治疗 5q– 综合征伴或不伴额外细胞遗传学异常且依赖输血的低危和中危 I 的 MDS 患者，推荐治疗剂量为 10 mg/d，可根据血常规监测结果调整剂量。来那度胺目前已是 5q– 综合征患者的首选治疗药物，MDS-003 试验证实 67% 的患者可脱离输血，中位起效时间为 4.6 周，有效患者的总生存期（overall survival，OS）为 4.3 年，显著长于无效患者的 2.0 年。有效患者在中位时间 2.0 年后逐渐失去疗效，除 *TP53* 基因突变和高表达外，可能还与这些患者体内存在 $CD34^+$、$CD38^{low}$、$CD90^+$、Del（5q）(+）等来那度胺耐药的干细胞亚群有关。来那度胺对 20% ～ 30% 不伴 5q– 综合征的 MDS 患者亦有效，但疗效维持时间较短，采用 $CD34^+$、$CD38^-$ 的干细胞单细胞测序结果显示，起效后 *SF3B1*、*TET2*、*DNMT3a* 和 *ASXL1* 基因突变负荷短暂下降，但随后又出现优势亚克隆，从而失去疗效。一项Ⅱ期临床试验的结果显示来那度胺联合阿扎胞苷的总有效率（overall response rate，ORR）为 72%，*TET2*、*IDH1/2* 或 *DNMT3a* 突变患者均获得了完全缓解。

TP53 基因突变是来那度胺治疗无效或治疗后失效的主要分子基础，因此，拟采用来那度胺治疗的患者均应进行基因测序以检测是否有 *TP53* 基因突变，或采用免疫组织化学染色监测 *TP53* 基因编码蛋白的表达水平，如果存在 *TP53* 基因突变或 TP53 蛋白高表达，则不宜再使用该药。接受来那度胺治疗的患者，在治疗过程中也应定期检测 *TP53* 基因有无突变或监测 TP53 蛋白表达水平是否正常，以便及时调整治疗方案。

47. 治疗 MDS 性贫血的药物选择

约 80% 的 MDS 患者确诊时有不同程度的贫血，在整个病程中几乎所有患者均会出现贫血，因此，贫血的治疗是首个需要面对和解决的问题。输注红细胞是纠正贫血最有效也是最快速的治疗方法，但我国存在血源紧张的问题。此外，外周血血红蛋白水平因输注红细胞而波动较大，因而对心脏等脏器的损伤也会相对较大。因此，如何合理正确选择抗贫血药物就显得尤为重要。如果患者诊断为 MDS 伴 5q– 综合征，则首选来那度胺；如果患

者 *SF3B1* 突变（+）或环形铁粒幼细胞比例≥ 15%，则首选罗特西普；如果患者 sEPO 水平< 500 U/L，则首选促红细胞生成素；如果患者 sEPO 水平> 500 U/L，则可选择罗特西普、免疫抑制剂和（或）免疫调节剂和去甲基化药物。

表观遗传学治疗药物

48. 地西他滨治疗 MDS 的推荐方案

Ⅲ期临床试验证实地西他滨（decitibine，DAC）治疗组 [地西他滨 45 mg/（m^2 · d），分 3 次静脉滴注，连用 3 天，每 6 周为 1 个疗程] 的缓解率和血液学改善率分别为 17%（其中 CR 为 9%）和 13%，明显高于支持治疗组（分别为 0 和 7%），前者的中位持续缓解时间为 10.3 个月。在地西他滨治疗组中，地西他滨治疗有效的患者中位生存期明显高于地西他滨治疗无效的患者，分别为 23.5 个月和 13.7 个月。美国 FDA 于 2006 年 5 月 2 日已正式批准地西他滨用于治疗 MDS 患者，包括初治和治疗过的 MDS、所有 FAB 亚型的原发或继发 MDS 及 IPSS 中危Ⅰ、中危Ⅱ和高危的 MDS 患者。推荐治疗方案（即 3 天给药方案）：地西他滨，45 mg/(m^2 · d)，每天分 3 次（每 8 小时 1 次）静脉滴注，滴注时间在 3 小时以上，连续治疗 3 天（总剂量为 135 mg/m^2），每 6 周为 1 个疗程，至少治疗 4 个疗程，一旦治疗有效应继续治疗。一项寻求地西他滨最佳治疗剂量的Ⅱ期临床试验证实，20 mg/（m^2 · d），静脉滴注，滴注时间在 3 小时以上，连续治疗 5 天的方案（即 5 天给药方案），其疗效显著好于前述方案。现今 5 天给药方案 [20 mg/（m^2 · d），总剂量为 100 mg/m^2] 已是地西他滨的标准治疗方案。

49. 地西他滨治疗 MDS 的中国多中心研究结果

2009 年我国启动了一项开放、多中心的Ⅲ b 期临床试验，随机比较 3 天给药方案和 5 天给药方案的疗效和安全性，共计 132 例患者入组，其中 3 天给药方案在 34 例患者入组后因不良反应发生率较高而终止，因此，5 天给药方案最终 98 例患者入组。结果表明 3 天给药方案和 5 天给药方案的血液学改善率 [CR+ 部分缓解（partial response，PR）+HI] 无显著差异（分别为 44.1% 和 38.1%），预计发生急性白血病转化或死亡时间分别为 17.9 个月和 27.8 个月。所有患者 1 年总生存率和 2 年总生存率分别为 80.6% 和 60.7%。本试验首次证实尽管地西他滨的 3 天给药方案与 5 天给药方案在血液学改善率方面无显著差异，但 3 天给药方案的不良反应（特别是血液系统不良反应）显著高于 5 天给药方案，为现今推荐首选 5 天给药方案提供了新的有力证据。

50. 中国医学科学院血液病医院 MDS 诊疗中心应用地西他滨治疗 MDS-RAEB 的经验总结

我们总结了地西他滨 5 天给药方案治疗 56 例 RAEB 患

者的疗效，得出以下几点初步结论：①按照 MDS 国际工作组（International Working Group，IWG）疗效评价标准，总有效率 [CR+ 骨髓完全缓解（marrow complete remission，mCR）+HI] 为 67.9%，其中，达到 CR 10 例（17.9%），单纯 mCR 8 例（14.3%），mCR 伴 HI 18 例（32.1%），单纯 HI 2 例（3.6%）。②第 1 疗程的初次疗效反应为 68.4%，第 2 疗程为 28.9%，对治疗有反应的患者一般在 2 个疗程后可以见到不同程度的疗效。③在第 1 疗程、第 2 疗程、第 3 疗程、第 4 疗程治疗后达最佳疗效的患者比例分别为 21.1%、44.7%、23.7% 和 7.9%，这也与此前其他研究得出的应在使用 4 个疗程后再来评价地西他滨疗效的结论是一致的。④药物不良反应，特别是骨髓抑制，主要见于前 2 个疗程，一旦患者获得疗效，后续应用治疗药物的不良反应发生率在 10% 左右。

51. 低剂量地西他滨给药方案

一项随机、开放标签的Ⅱ期临床试验采用 Bayesian adaptive 随机化设计了 2 个给药方案：A 方案为地西他滨 20 mg/m^2，皮下注射，连用 3 天；B 方案为地西他滨 20 mg/m^2，皮下注射，每周 1 次，连用 3 周，28 天为 1 个治疗周期。该试验共入组 65 例（A 方案 43 例，B 方案 22 例）IPSS 低危和中危Ⅰ患者。研究结果表明 2 个给药方案的总体改善率（包括 CR+PR+HI）（A 方案和 B 方案均为 23%）及脱离红细胞和血小板输注率（A 方案和 B 方案分别为 67% 和 59%）无显著差异，A 方案和 B 方案的 3 级和 3 级以上血液学主要不良反应发生率分别为 40% 和 46%。该研究给了我们以下几点重要启示：①尽管低剂量方案总体改善率不是很高，但有约 60% 的患者脱离了红细胞和血小板输注，这一点与较低危组 MDS 患者的治疗目标是一致的；②低剂量方案的主要不良反应仍发生在血液系统，较低危 MDS 患者使用地西他滨的最佳剂量方案仍值得进一步探索。

52. 阿扎胞苷治疗 MDS 的推荐方案

一项Ⅲ期随机对照临床试验 CALGB 9221 比较了阿扎胞苷与标准支持治疗对于 MDS 的疗效。该试验共纳入了 191 例患者，99 例为阿扎胞苷联合支持治疗，92 例为单纯支持治疗。阿扎胞苷的用法为 75 mg/（$m^2 \cdot d$），皮下注射，连用 7 天，28 天为 1 个疗程，至少连续用 4 个疗程，如达到 CR，再继续用至少 3 个疗程，如达到 PR 或 HI，则一直使用至完全缓解或复发。研究结果表明，阿扎胞苷联合支持治疗组的总有效率为 60%，CR、PR 和 HI 分别为 7%、16% 和 37%，明显高于单纯支持治疗组（总有效率为 5%，CR、PR 和 HI 分别为 0、0 和 5%）。低危 MDS（RA 和 RARS）患者的总有效率为 59%（CR、PR 和 HI 分别是 9%、18% 和 32%），高危 MDS（RAEB、RAEB-t）患者的总有效率为 61%（CR、PR 和 HI 分别是 8%、15% 和 38%），MDS 低危组和高危组之间疗效无显著差异。阿扎胞苷联合支持治疗组开始显效和达到最佳疗效的中位时间分别是 64 天和 93 天，中位持续缓解时间是 15 个月（11 ～ 20 个月）。

美国 FDA 于 2004 年 5 月批准并推荐将阿扎胞苷用于所有 MDS 患者，尤其是年龄＜ 75 岁且不适合化疗或造血干细胞移植的中危Ⅱ / 高危 MDS 患者。阿扎胞苷的推荐用法为 75 mg/(m^2 · d)，皮下注射，连用 7 天，28 天为 1 个疗程，至少连续使用 4 个疗程。阿扎胞苷于 2018 年 2 月在我国上市。

53. 应用阿扎胞苷治疗 MDS 的中国多中心研究

一项国内多中心Ⅱ期临床试验共入组了 72 例按 FAB 分型标准诊断的 RAEB 和 RAEB-t 患者，阿扎胞苷的用法为 75 mg/（ m^2 · d ），皮下注射，连用 7 天，28 天为 1 个疗程。患者接受疗程中位数为 8（1 ～ 27）个疗程，其中 46（64%）例患者完成了连续 6 个疗程以上的治疗，1 例患者获 CR。HI 为 53%（38/72），脱离红细胞输注率为 48%（21/44），脱离血小板输注率为 64%（16/25）。中位生存期为 22.0 个月（95% *CI* 15.1 ～ NR），1 年生存率和 2 年生存率分别为 71% 和 49%。主要不良反应是血小板减少（69%）和中性粒细胞减少（67%）。总体结果与欧美临床试验结果类似。

54. 维奈克拉（VEN）+ 去甲基化药物（HMA）方案应用于较高危 MDS 患者的治疗

维奈克拉（venclexta，VEN）是一种高度选择性 BCL-2 抑制剂，能够降低 MDS 细胞的凋亡阈值而促进细胞凋亡。VEN 单药治疗通常会引起原发或者获得性耐药，并导致肿瘤细胞对药物作用靶蛋白的依赖性降低，这与抗凋亡蛋白 MCLG1/BCLGXL 上调有关，因此，VEN 单药治疗髓系肿瘤患者的疗效有限。阿扎胞苷（azacytidine，AZA）是常见的去甲基化药物（hypomethylating agent，HMA），能够下调 MCLG1 的表达水平，有利于 VEN 通过抑制 BCL-2 发挥促凋亡效应；同时，VEN 可以增强髓系肿瘤细胞对 HMA 的敏感性，对 HMA 产生耐药的 MDS 细胞，VEN 能够使其再次对 HMA 产生治疗反应。由此可见，VEN 与 HMA 具有协同抗肿瘤作用。多项 VEN + HMA 方案治疗 HR-MDS 患者的临床试验正在进行中，初步的疗效及安全性数据已见报道。此外，部分真实世界回顾性研究也初步证实了 VEN + HMA 方案在较高危 MDS 患者中的确切疗效及较好安全性。

VEN 联合阿扎胞苷治疗初治较高危 MDS 的Ⅰb 期临床试验数据显示：按照 2006 版疗效评价标准，57 例患者 ORR 为 77%，包括 CR 为 42%、mCR 为 35%（其中 40% 的 mCR 患者获得 HI）；未达中位 OS。对于难治 / 复发性 MDS 患者，CR 为 7%，mCR 为 32%，36% 的患者可脱离红细胞或血小板输注依赖，mCR 患者中 43% 获得 HI；中位 OS 为 12.6 个月。另外 2 项Ⅰ～Ⅱ期临床试验公布的结果显示 VEN 联合 HMA 治疗高危 MDS 的 ORR 为 75%～87%（包含初治及难治复发），而真实世界中数据显示 ORR 为 67.5%～87%，初治患者 ORR 为 75%～77%，非初治患者 ORR 为 62%。

我们分析了我中心采用 VEN 联合 HMA 治疗 45 例较高危 MDS 患者的真实世界初步数据。治疗方案：VEN 每天 400 mg，从治疗第 1 天开始，持续给予 14 天或更短的时间（根据药物不良反应及耐受性进行调整），VEN 治疗剂量根据药物相互作用进行调整，其中 20 例患者（44.4%）因联合使用唑类抗真菌药物而减量。AZA 剂量为（50 ～ 75）mg/（kg · d）× 7 天或 DAC 剂量为 20 mg/m^2 × 5 天。按照 IWG 2023 版修订评价标准：ORR 为 62.2%（28/45），CR 为 33.3%（15/45）。25 例初治患者 ORR 为 68%（17/25），CR 为 32%（8/25）。20 例非初治患者 ORR 为 55%（11/20），CR 为 35%（7/20）。患者达最佳疗效的中位周期数为 1（1 ～ 4）个。中位随访时间为 189 天，中位 OS 为 499 天（95% *CI* 287 ～ 711），患者死亡多因本病进展。VEN 应答者的中位 OS 明显长于无应答者（499 天 *vs.*228 天，$P < 0.001$）。多因素分析显示 IPSS-R 评分和对治疗的反应性为影响 OS 的独立预后因素；存在 *SETBP1* 基因突变可能延长患者的住院时间（51.5 天 *vs.*27 天，P=0.017）。

尽管现有报道结果表明 VEN+HMA 较单用 HMA 并未显著增加血细胞减少的发生率，但骨髓抑制导致的血细胞减少仍然是主要不良反应。相较于急性髓系白血病，MDS 患者的 VEN 推荐使用时间为 14 天，如果患者出现严重骨髓抑制，方案调节原则为减少 VEN 和 HMA 的用药天数，而非减少用药剂量。此外，我们对

64 例采用 VEN+HMA 方案治疗的患者的 VEN 血药浓度进行了监测，结果显示空腹 VEN 血药浓度为（1990.60 ± 1591.12）ng/mL，服药后 6 小时 VEN 血药浓度为（2966.66 ± 1406.96）ng/mL。由此可见，服药后 6 小时 VEN 血药浓度≥ 2858.80 ng/mL 的患者其临床疗效显著好于服药后 6 小时浓度＜ 2858.80 ng/mL 的患者。VEN 血药浓度个体差异较大，建议监测 VEN 血药浓度，以提高临床疗效，降低药物不良反应发生率。

55. 表观遗传学治疗药物的疗效预测模式

去甲基化治疗药物阿扎胞苷和地西他滨是 MDS 的一线治疗药物，已有研究证实，尽管治疗有效，患者的基因甲基化程度较治疗无效患者也有显著改善，但患者治疗前基因甲基化程度并不能预测疗效。

甲基化调控基因突变是 MDS 最常见的基因突变类型，一项纳入了 92 例 MDS 患者接受阿扎胞苷和地西他滨治疗的研究发现，治疗前血小板计数（≥ 100×10^9/L 赋予 0 分；＜ 100×10^9/L 赋予 1 分）、白细胞计数（＜ 3.0×10^9/L 赋予 0 分；≥ 3.0×10^9/L 赋予 1 分）和 *TET2*/*DNMT3a* 基因突变 [*TET2* 和（或）*DNMT3a* 突变赋予 0 分；二者均为野生型赋予 1 分] 为影响疗效的独立因素，最后积分 0 分 /1 分、2 分、3 分组患者的疗效分别为 43%、23% 和 0。*TET2* 和 *DNMT3a* 突变检测有望为临床选择去甲基化药物治疗提供帮助。另一项纳入了 63 例 MDS 患者的研究结果表明，单纯依据 *TET2* 突变并不能预测去甲基化治疗药物的疗效，如果同时存在 4 个或 4 个以上基因突变，去甲基化治疗药物的疗效则会较差。

最近有研究报道，采用地西他滨 10 天给药方案 [20 mg/(m^2 · d)] 治疗 AML 和高危 MDS，*TP53* 突变患者的 CR 显著高于无突变患者，对突变的系列监测结果提示，地西他滨能选择性清除 *TP53* 突变，该发现在最近的另一项地西他滨治疗 MDS 的研究中得到了进一步验证。那些 *TP53* 突变的 MDS 和 AML 患者是否可以用地西他滨或基于地西他滨的联合方案改善治疗反应率（此前这部分患者的临床疗效极差），尚待下一步临床试验来加以验证。

此外，此前的研究证实去甲基化药物和造血干细胞移植均不能改善 *TP53* 突变患者的 OS，如何制定这部分患者的整体治疗方案亦值得深思和探索。

单药或联合化疗治疗 MDS

56. 小剂量美法仑的治疗方案

日本 Omato 等于 1996 年首次报道用小剂量美法仑（Alkeran，2 mg/d，口服）治疗 21 例高危老年（中位年龄为 65 岁）MDS 患者（RAEB 6 例，RAEB-t 15 例），7 例获 CR（33.3%），达到 CR 时美法仑总剂量为（140 ± 19）mg，中位 CR 时间为 14.5 个月；达到 CR 的 7 例患者中 6 例为骨髓低增生性，后者的 CR 率为 55%（6/11）；治疗过程中未发现骨髓抑制、血细胞减少等不良反应。

2000 年，德国 Denzlinger 等用同样方案治疗 14 例高危老年 MDS 患者（RAEB 8 例，RAEB-t 5 例，CMML 1 例），4 例获 CR（28.6%），其中 3 例为骨髓低增生性，后者的 CR 率为 60.0%；治疗过程中未发现药物不良反应。

我们采用该方案治疗 30 例中危、高危患者，CR 9 例（30.0%），PR 3 例（10.0%），mCR+HI 3 例（10.0%），mCR 1 例（3.3%），病情稳定 4 例（13.3%），失败 10 例（33.3%），总有效率（完

全缓解、部分缓解、骨髓完全缓解及病情稳定）为 66.7%。最近有研究发现该方案对伴 *DDX41* 突变的患者有较好疗效。

57. 以小剂量阿糖胞苷为基础的治疗方案

以前单用小剂量阿糖胞苷（Ara-C）方案治疗 MDS 最多，经验也较为成熟。剂量为（10 ～ 20）mg/（m^2 · d），分 2 次皮下注射或持续静脉滴注，疗程为 7 ～ 21 天，一般为 21 天，有效率为 40% 左右，但明显有效和完全缓解者仅为 20%，持续时间较短，多数不超过半年。不良反应主要是骨髓抑制，治疗相关病死率为 10% ～ 25%。然而，目前尚无确定证据表明此项治疗比单纯支持治疗更能延长患者生存期或降低转白率，因此，现在不主张单独使用小剂量 Ara-C 方案。

G-CSF 可通过促使 G_0 期恶性克隆细胞进入 G_1 期，增加恶性克隆细胞暴露于化疗药物下的时间，促进 Ara-C 和阿柔比星（aclarubicin，ACR）对其的凋亡作用，进而杀灭恶性克隆细胞。此外，低剂量的 Ara-C、ACR 和 G-CSF 还有诱导恶性细胞分化的作用。1995 年，日本学者 Yamada 等提出采用 CAG（Ara-C、ACR 和 G-CSF）方案治疗急性髓系白血病可取得较好疗效。随后我们中心亦报道应用 CAG 方案治疗 MDS-RAEB 患者取得了较好疗效。国内亦有多中心临床研究表明，HAG [高三尖杉酯碱（homoharringtonine，H）、ACR 和 G-CSF] 方案治疗高危 MDS 患者的 CR 率为 15.1%，总有效率为 66.3%。因此，在小剂量 Ara-C 基础上加用 G-CSF，并联合 ACR[即 CAG 方案：Ara-C 10 mg/m^2，皮下注射，每 12 小时 1 次，第 1 ～ 14 天；ACR 5 ～ 7 mg/(m^2 · d)，静脉注射，第 1 ～ 8 天；G-CSF 200 μg/(m^2 · d)，皮下注射，第 1 ～ 14 天] 或高三尖杉酯碱 [即 HAG 方案：高三尖杉酯碱 2 mg/d，静脉注射，第 1 ～ 8 天；ACR 5 ～ 7 mg/（m^2 · d），静脉注射，第 1 ～ 8 天；G-CSF 200 μg/（m^2 · d），皮下注射，第 1 ～ 14 天] 治疗 MDS 可取得较好疗效。当 ANC ＞ 5 × 10^9/L 或 WBC ＞ 20 × 10^9/L 时，G-CSF 暂停或减量。

现在 CAG/HAG 方案在国内被广泛用于治疗相对高危组 MDS 患者。

58. 地西他滨单药与 CAG/HAG 方案治疗 MDS-RAEB 的比较

2008 年 12 月—2016 年 10 月，中国医学科学院血液病医院 MDS 诊疗中心共有 59 例 RAEB 患者接受了地西他滨单药 20 mg/（m^2 · d）× 5 天的方案治疗，62 例 RAEB 患者接受了 CAG/HAG 的方案治疗。地西他滨单药组、CAG/HAG 组的总有效率分别为 66.2% 和 56.4%，差异无统计学意义（P=0.276）。CAG/HAG 组 1 疗程起效率明显高于地西他滨单药组（分别为 94.3% 和 69.2%），差异有统计学意义（P=0.022）。地西他滨单药组中位生存时间为 19.5 个月（95% CI 10.5 ～ 28.4），CAG/HAG 组中位生存时间为 20.3 个月（95% CI 10.7 ～ 29.9），差异无统计学意义（P=0.947）。两组患者的不良反应主要是 3 ～ 4 级血细胞减少和相关感染，CAG/HAG 组血细胞减少发生率明显高于地西他滨单药组，差异有统计学意义（$P < 0.001$）。CAG/HAG 组第 3 疗程相关感染发生率明显高于地西他滨单药组（分别为 51.9% 和 15.2%），差异有统计学意义（$P < 0.001$）。该单中心回顾性分析结果表明，地西他滨单药和 CAG/HAG 治疗 MDS-RAEB 的疗效相当，CAG/HAG 方案起效更快，地西他滨单药治疗安全性更好。这一结论与现今国内外指南推荐将地西他滨或阿扎胞苷作为较高危 MDS 患者的首选治疗药物是一致的。

59. 急性髓系白血病样化疗

现今多数研究者倾向于年龄 65 岁以下、确诊后时间不长、体能状况（performance status，PS）良好、合并疾病危险度分组为低危组、不适合接受造血干细胞移植的 IPSS 中危Ⅱ和高危的 MDS 患者可选择 AML 样联合化疗。

关于 MDS AML 样联合化疗疗效的报道彼此间差异很大，CR 率低至 15%，高至 65%，这可能主要与病例选择差异有关。由于 MDS 患者的正常造血储备能力很差，对 AML 样联合化疗的承受能力很低，容易发生化疗后严重而持久的骨髓造血功能抑制，治疗相关死亡率为 15% ～ 35%。中位生存时间为 10 ～ 18 个月。那些年龄＜ 50 岁、染色体核型正常、骨髓中原始细胞短期内迅速增多、奥氏小体（+）的患者疗效较好。

MDS 的造血干细胞移植

60. 造血干细胞移植（HSCT）应作为每个 MDS 患者总体治疗的组成部分来加以考虑

HSCT 是目前唯一可能治愈 MDS 的手段，因此，每 1 例确诊的 MDS 患者在制定治疗方案时，均应将 HSCT 作为整体治疗的一部分来加以考虑。

当我们判断某位特定患者是否适合接受 HSCT 时，应综合考虑患者和疾病相关的因素，前者包括患者年龄、一般状况评分、合并疾病指数和虚弱性指数评估等，后者主要包括患者外周血细胞减少程度（特别是血小板减少的程度）、骨髓和外周血原始细胞比例、染色体核型（特别是患者是否为复杂染色体核型或单体核型）及基因突变（特别是患者是否有 *TP53* 基因突变）情况。随着减低强度预处理（reduced-intensity conditioning，RIC）方案的日臻完善，已有研究证实单纯年龄已不再是影响是否选择 HSCT 的因素。国际血液和骨髓移植研究中心（Center for

International Blood and Marrow Transplant Research，CIBMTR）报道了 535 例 40 岁以上 MDS 患者接受 RIC 的异基因造血干细胞移植（allogeneic hematopoietic stem cell transplantation，allo-HSCT）的结果，发现 40 ～ 54 岁、55 ～ 59 岁、60 ～ 64 岁和＞ 65 岁各组之间的总体生存率无差别。此外，随着单倍体移植技术的不断成熟，无供体问题也基本得到解决。我们中心确诊的 MDS 患者约 25% 最终接受了 HSCT，与欧美国家持平。

61. 什么时候接受 allo-HSCT 较为合适呢？

此前，主要根据 Cutler 等对＜ 60 岁、采用清髓性预处理（myeloablative conditioning，MAC）、人类白细胞抗原（human leucocyte antigen，HLA）完全匹配相关供体 allo-HSCT 研究结果，提出 IPSS 低危 / 中危Ⅰ患者在出现新的染色体异常、进行性加重的血细胞减少及进展为更高 IPSS 危险度时施行 HSCT 可获最大 OS，而 IPSS 高危和中危Ⅱ患者，应争取尽早施行 allo-HSCT。

最近有 2 个较大系列的回顾性研究发现 60 ～ 70 岁的 IPSS 高危和中危Ⅱ患者接受 RIC allo-HSCT 的疗效好于应用去甲基化药物治疗，而 IPSS 低危 / 中危Ⅰ患者应用去甲基化药物治疗的疗效好于接受 RIC allo-HSCT，这为去甲基化药物治疗时代选择 HSCT 提供了临床证据。Della 分析了 519 例接受 allo-HSCT 的 MDS 及 AML（骨髓原始细胞＜ 30%）患者的临床数据，结果发现，IPSS 中危Ⅰ患者移植后 5 年 OS 率与低危组相似（61% *vs.* 66%，

P=0.61），且优于 IPSS 中危Ⅱ患者（61% *vs.* 33%，P < 0.01），据此，作者提出 IPSS 中危Ⅰ MDS 患者早期接受 allo-HSCT 可取得较好疗效。另一项研究也发现 IPSS 中危Ⅰ患者移植后 OS 率明显优于同危险度组接受最佳支持治疗的患者，而其他患者无类似的生存优势，同时还发现 IPSS 中危Ⅰ患者移植后 OS 率明显优于 IPSS 中危Ⅱ患者。现今，MDS 预后主要基于 IPSS-R 和 IPSS-M，几个大型病例研究证实 IPSS-R 较高危组及 IPSS-M 的中高危组、高危组和极高危组患者应尽早施行 allo-HSCT 以期获益最大。

尽管此前推荐较低危组 MDS 患者在出现疾病进展时才考虑进行 HSCT，但一项意大利骨髓移植组织的研究结果显示 IPSS 中危Ⅰ患者确诊时即接受 HSCT 可以获得更好的 OS，如果在进展至中危Ⅱ时再接受 HSCT 会明显降低 OS。越来越多的研究证实较低危组 MDS 患者如果存在持续输血依赖、有严重的血细胞减少（中性粒细胞 < 0.3×10^9/L 或血小板 < 30×10^9/L）、有威胁生命的感染、细胞遗传学预后分组为非常差、存在高危基因突变（如 *TP53* 突变，特别是在病程中出现含高危基因突变的克隆演进），在一线治疗无效或失效的情况下，如有合适供者且无合适参加的临床试验时，应选择 HSCT。

62. 患者是否需要接受移植前桥接治疗？

HSCT 前是否需要桥接治疗尚未形成共识。桥接治疗方案有化疗和去甲基化药物治疗。欧洲血液与骨髓移植学会（The European Group for Blood and Marrow Transplantation，EBMT）针对 500 多例 MDS 患者的移植数据进行了分析，结果表明较高危 MDS 患者并不能从移植前化疗中获益。移植前化疗未达首次完全缓解的患者移植后 5 年 OS 率及无复发生存（relapse free survive，RFS）率明显低于未化疗的患者，且化疗可使部分患者因骨髓抑制导致的严重感染等而丧失移植机会。去甲基化药物作为桥接治疗能否改善 MDS 患者移植疗效亦尚待前瞻性研究来加以确认。现今一般认为骨髓原始细胞比例为 10%（亦有选择 5%）、需要等待较长时间寻找合适供体行 HSCT 的患者，应考虑用去甲基化药物进行桥接治疗。

63. 如何选择供体？

供体选择首选 HLA 完全匹配的同胞供体，其次为 HLA 完全匹配的无关供体或单倍体供体。近年来，选择胎盘脐带血进行移植的患者也呈增多趋势。

北京大学人民医院对中国 HSCT 登记组的 10 年 MDS 患者资料进行分析，HSCT 类型：136 例为 3/6 相合单倍型，90 例为 4 ～ 5/6 相合单倍型，228 例为同胞全相合。移植后 28 天粒细胞植入率分别为 95%、96% 和 95%（P= –0.520），4 年无病生存（disease-free survival，DFS）率分别为 58%、63% 和 71%（P=0.140），OS 率分别为 58%、63% 和 73%（P=0.070），复发率分别为 6%、

7% 和 10%（P=0.360），移植相关死亡（transplant-related mortality，TRM）率分别为 34%、29% 和 16%（$P < 0.01$）。亚组分析显示，对于进展期 MDS 患者，接受单倍型 HSCT 与同胞全相合 HSCT 的 TRM 及 OS 率相当（P 值分别为 0.100 和 0.220）；对于高龄转白血病患者，单倍型 HSCT 者复发率低于同胞全相合 HSCT 者（21% *vs.* 44%，P= –0.060），说明前者较后者具有更强的抗白血病作用；对于高龄 MDS 患者，单倍型子女供者 HSCT 的 OS 率与同胞全相合 HSCT 相似（56% *vs.* 57%，$P > 0.05$），高于单倍型同胞供者 HSCT（56% *vs.* 22%，$P < 0.01$）。作者指出全相合同胞供者仍是目前的首选供者，在没有同胞全相合供者的情况下，单倍型 HSCT 是 MDS 患者非常理想的替代治疗选择，对于进展期 MDS 患者更是如此。

EBMT 分析了 719 例高龄 MDS 患者的资料，结果显示接受非血缘 HSCT 供者年龄＜ 30 岁、供者年龄＞ 30 岁及同胞全相合 HSCT 患者的 OS 率分别为 40%、24% 和 33%（P=0.040）。这提示对于高龄 MDS 患者，应选择替代供者中的年轻供者，因其疗效与高龄的同胞全相合供者疗效相近。

64. 清髓性预处理方案和减低强度预处理方案

年龄＜ 55 岁（或 60 岁）及一般状况较好的 MDS 患者首选 MAC 方案进行移植，可最大限度杀灭肿瘤细胞，降低移植后复发率；而对于不能耐受 MAC 方案移植的老年及合并其他疾病的

MDS 患者，则可选择 RIC 方案。

首选 MAC 方案：白消安 / 环磷酰胺（Bu/Cy）方案 [Bu 4 mg/（m^2 · d）×4 天，Cy 60 mg/（m^2 · d）×2 天]。Deeg 等比较了 1007 例接受 Bu+Cy、Bu+ 全身放射治疗（total body irradiation，TBI）、Bu+ 氟达拉滨（fludarabine，Flu）、Flu+ 低剂量 TBI、Bu+Cy+TBI 等不同预处理方案的 MDS 患者移植预后。结果发现 Bu 联合 Cy 方案非复发死亡率（non-relapse mortality，NRM）较低（*P*= –0.003），5 年相对危险度（relative risk，RR）较低（*P*= –0.02）。

一项回顾性研究分析了 MAC 与 RIC 的总体疗效，结果表明 RIC 组复发或疾病进展风险高，但 TRM 相对较低；而 MAC 组复发风险低，但 TRM 增加，因此 RIC 和 MAC 两组患者的总体生存无显著差异。但值得注意的是，回顾性研究可能存在患者选择偏倚，移植时有合并疾病的患者大多会选择接受 RIC，而移植后复发风险高、合并疾病少的患者可能会选择 MAC。但关于 MAC 和 RIC 哪种预处理方案更具生存优势仍存在争议。

65. 如何选择造血干细胞来源？

EBMT 的一项针对 234 例同胞相合移植患者的回顾性分析结果显示：外周血干细胞移植组的粒细胞和血小板植活时间分别提前 4 天和 12 天，急性 GVHD 的发生率相似，慢性 GVHD 的发生率升高，外周血干细胞移植组和骨髓移植组的 2 年 DFS 分别为 50% 和 39%，复发率分别为 13% 和 39%，提示外周血干细胞移植疗效优于骨髓移植。

总体来说，外周血干细胞移植与骨髓干细胞移植相比造血恢复和免疫重建快，不增加急性 GVHD 的发生率，但增加慢性 GVHD 的发生率，可提高一些高危患者的生存率。因此，现今干细胞来源首选外周血干细胞。

66. HSCT 的疗效如何？

关于 HSCT 的疗效，报道不一。1989—1994 年，CIBMTR 共登记接受 HLA 相合供者异基因骨髓移植（allogeneic bone marrow transplantation，allo-BMT）的 MDS 患者 449 例。移植后 4 年 DFS：RA/RARS 为 49%，RAEB 为 31%，CMML 为 28%，RAEB-t 为 25%，TRM 为 48%。

1981—1996 年，美国西雅图骨髓移植中心共登记 251 例 MDS 患者实施 allo-BMT，6 年 DFS 为 40%，其中年龄＜ 20 岁者 DFS 为 60%，而＞ 50 岁者 DFS 仅为 20%。复发率为 18%，非复发死亡率为 42%。近期，该研究组进行的另一项纳入了 1007 例 MDS 患者实施 allo-BMT 的研究（中位年龄为 45 岁，年龄范围为 1 ～ 75 岁）显示，5 年 OS 率和 RFS 率分别为 38% 和 35%。

1997 年，EBMT 共登记 1378 例 MDS 患者实施 allo-BMT，3 年 DFS 为 36%，复发率为 36%。其中 885 例接受 HLA 相合同胞骨髓移植：RA/RARS 患者的 DFS 为 55%，复发率为 13%，而高危 MDS 分别为 28% 和 43%。EBMT 的另一项针对 374 例原始

细胞比例＜ 5% 并接受 HLA 匹配同胞供体 allo-HSCT 的患者的研究结果显示 RFS 为 48%。Lim 等报道了 1330 例 50 岁以上患者的疗效，4 年总生存率为 31%。IPSS/IPSS-R 较高危、极差核型、单体核型和 *TP53*、*TET2* 及 *DNMT3A* 基因突变可显著降低移植后 OS 率。

67. 基因突变在 MDS 造血干细胞移植中的应用

关于基因突变与 HSCT 疗效研究已有初步结果。Bejar 等的研究提示单纯 *TP53* 突变患者干细胞移植（stem cell transplantation，SCT）的 OS 最差，有 *TET2* 突变无 *TP53* 突变组与有 *DNMT3a* 突变无 *TP53* 及 *TET2* 突变组居中，*TP53*、*TET2* 和 *DNMT3a* 三者突变均阴性者 OS 最好。但德国的一组 308 例接受 HSCT 的 MDS（47.4%）和继发性急性髓系白血病（52.6%）患者，检测了 54 个基因突变，当把复杂核型纳入多因素分析后，*TP53* 基因突变则对 OS 没有不良预后意义，同时该研究证实 HSCT 可克服此前研究发现的 *ASXL1*、*BCOR*、*CUX1*、*IDH1*、*SRSF2*、*RUNX1* 和 *U2AF1* 突变在 MDS 患者中的不良预后，多元回归分析显示 *IDH2*、*NRAS* 和复杂核型为影响复发率和 OS 的独立因素。

Lindsley 等报道了国际骨髓移植登记处 2005—2014 年登记的 1514 例接受 SCT 的 MDS 患者靶向测序 127 个基因的研究结果，表明 *TP53* 基因突变为 OS 差和短期内复发的一个独立预后因素。

最近一项针对378例伴 *TP53* 突变的非移植MDS患者的研究发现，仅 *TP53* 双等位基因突变影响患者预后，单等位基因突变患者的预后与无 *TP53* 突变患者无显著差异。BMT CTN 1102 临床试验的 309 例患者采用含 113 个基因组套进行了基因突变检测，87 例 *TP53* 突变的患者中，40 例为单等位基因突变，48 例为多打击异常。尽管伴 *TP53* 突变患者移植后复发率高达 60%，3 年生存率仅为 25%，单打击患者生存率好于多打击患者，但接受 HSCT 的患者明显好于非移植患者，且这种获益与 *TP53* 突变的 VAF、染色体核型的复杂程度、移植前去甲基化药物治疗后突变是否降低或清除等无关。因此，伴 *TP53* 突变的患者，如无合适的临床试验可参加，应考虑选择接受 HSCT。

如何改善 *TP53* 基因突变的 MDS 患者接受 HSCT 后的总体疗效是一个一直被探索的课题。有意思的是，已有研究提示有 *TP53* 基因突变的患者采用地西他滨治疗后 CR 率高。由于地西他滨能选择性清除 *TP53* 突变，应用地西他滨治疗获得 CR 的 AML 和高危组 MDS 患者在接受 HSCT 后的 OS 与无 *TP53* 突变患者的 OS 无显著统计学差异，这提示有 *TP53* 突变的 MDS 患者将地西他滨作为移植前桥接治疗或许可以克服 *TP53* 基因突变对患者 HSCT 后 OS 的影响，但仍有待更多临床试验来进一步验证。此外，在预处理方案中加入地西他滨及患者在 HSCT 后应用地西他滨作为维持治疗是否可进一步提高整体疗效也值得进一步探索。国内姜尔烈教授研究组将含“5 天地西他滨”的改良 Bu/Cy

方案作为 MDS 和 MDS/MPN 患者 allo-HSCT 的预处理方案，移植后 OS、复发率、NRM 分别为 86%、12%、12%，高危、极高危 MDS 患者 2 年 OS 分别为 74%、86%，该方案在预后不良的基因突变患者中的疗效令人鼓舞。

MDS 的新治疗

68. MDS 的分子靶向治疗

如前所述，来那度胺已是 5q– 综合征患者的首选治疗药物，去甲基化药物阿扎胞苷和地西他滨已是 MDS 的一线治疗药物。去乙酰化酶抑制剂，如 Valproic、Vorinostat、Panobinostat 等，单药或联合治疗 MDS 的临床试验均未获得阳性结果。尚处于临床试验阶段的靶向治疗药物还有以下几种。

（1）IDH1 抑制剂。4% ～ 12% 的 MDS 患者伴有 *IDH1/IDH2* 基因突变。AG-120 和 AG-221 在 2 个 AML 临床试验的初步研究结果中被证实，总有效率分别为 31% 和 40%。AG-221 已在既往难治的高危 MDS 患者中启动了 Ⅰ / Ⅱ期临床试验。Ⅰ期入组 16 例患者，可评价的 15 例患者中 8 例（53%）有效，7 例患者发生了 3 ～ 4 级的治疗不良反应。最近更新的美国 NCCN 指南推荐伴 *IDH1* 突变患者在去甲基化药物治疗无效或出现疾病进展时可选用 *IDH1* 抑制剂艾伏替尼或奥鲁他尼布治疗。

（2）PI3/polo-like 激酶抑制剂。Rigosertib 是一种小分子 PI3/

polo-like 激酶抑制剂，2016 年，该药的Ⅲ期临床试验结果发表了。患者入组标准为在过去 2 年内应用去甲基化药物治疗失败的 RAEB-1、RAEB-2、RAEB-t 和 CMML 患者。299 例患者按 2 ∶ 1 的比例随机分为 Rigosertib 治疗组（199 例）和最佳支持治疗组（100 例）。Rigosertib 组的给药方案为 1800 mg/24 h，持续静脉滴注 72 h，隔周用药 1 次。Rigosertib 组和最佳支持治疗组患者的中位生存期分别为 8.2 个月（95% *CI* 6.1 ～ 10.1）和 5.9 个月（95% *CI* 4.1 ～ 9.3），二者无统计学差异（*HR*=0.87，95% *CI* 0.67 ～ 1.14，*P*=0.33）。与支持治疗组相比，Rigosertib 治疗组患者的 3 级贫血、血小板减少、中性粒细胞减少和肺炎发生率明显增高。Rigosertib 在治疗 MDS 中的确切作用尚待另一项正在进行的临床试验来回答。

69. MDS 的免疫治疗

免疫检查点是指在生理条件下通过抑制或者刺激免疫反应，避免对正常组织产生免疫损伤的配体 / 受体，主要包括程序性死亡受体 1（programmed death-1，PD-1）/PD-1 配体（PD-1 ligand，PD-L1）和细胞毒性 T 淋巴细胞相关抗原 4（cytotoxic T lymphocyte-associated antigen-4，CTLA-4）、T 细胞免疫球蛋白黏蛋白（T cell immonoglobulin and mucin domain-containing protein，TIM）-3 和白细胞分化抗原（leukocyte differentiation antigen，LDA）47 等。已有多种免疫检查点抑制剂（immune checkpoint inhibitor，

ICI），如 TIM-3 抑制剂、抗 CD47 抗体和 PD-1/PD-L1 在 MDS 患者中开展了单药或与去甲基化药物联合的临床试验。

（1）TIM-3 抑制剂：TIM-3 是一种细胞表面抑制性受体，TIM-3 作为一种负调控的免疫检查点，存在于不同类型的免疫细胞中，包括 T 细胞、调节性 T 细胞（Treg）、树突状细胞（DC）、B 细胞、巨噬细胞、自然杀伤细胞（NK）和肥大细胞，在调节适应性免疫和固有免疫应答中发挥关键作用。研究发现 TIM-3 阳性的 MDS 患者造血干细胞表现出分化异常、增殖增加和凋亡减少，随着 MDS 进展至晚期，MDS 原始细胞上的 TIM-3 表达水平增加，用抗 TIM-3 抗体阻断 TIM-3，可抑制 TIM-3 阳性的 MDS 患者原始细胞增殖，因此，阻断 TIM-3 成为 MDS 新疗法的潜在靶点。

MBG453 是一种高亲和力、人源化抗 TIM-3 IgG4 单克隆抗体（稳定铰链，S228P），可阻断 TIM-3 与磷脂酰丝氨酸的结合。一项评价阿扎胞苷联合或不联合 MBG453 治疗 IPSS-R 分层中危、高危或极高危 MDS 或慢性粒单核细胞白血病 -2 患者的随机、双盲、安慰剂对照Ⅲ期多中心研究（STIMULUS-MDS2），将受试者以 1 ∶ 1 的比例随机分配至 2 个治疗组（MBG453+ 阿扎胞苷或安慰剂 + 阿扎胞苷），阿扎胞苷将以 75 mg/m^2 的标准剂量进行给药，MBG453 或安慰剂 800 mg/8 mL，每 4 周给药 1 次。全球共入组 530 例，其中 MDS 492 例（MBG453+ 阿扎胞苷组 246 例，安慰剂 + 阿扎胞苷组 246 例），结果表明试验组女性患者的

OS（中位 OS 为 25.1 个月）较对照组（中位 OS 为 17.2 个月）延长了约 8 个月，次要终点疲劳症状至最终恶化的时间（使用 FACIT- 疲劳量表测量）、RBC 无输血间期、疲劳改善情况、生理机能改善情况 [使用欧洲癌症研究和治疗组织生活质量核心问卷（European Organization for Research and Treatment of Cancer Quality of Life Questionnaire-Core30，EORTC QLQ-C30）测量] 和情绪功能改善情况（使用 EORTC QLQ-C30 测量）也均显著好于安慰剂 + 阿扎胞苷组。一项阿扎胞苷联合抗 TIM-3 单克隆抗体 BC3401 治疗较高危 MDS 和 CMML 的开放标签、多中心、Ⅰb 期临床试验也正在国内开展，旨在初步评价国产 TIM-3 单克隆抗体 BC3401 治疗的疗效。

（2）抗 CD47 抗体：CD47 是一个广泛表达于正常细胞与肿瘤细胞表面的高度糖基化跨膜蛋白，其通过与巨噬细胞上的信号调节蛋白 α（signal regulatoryprotein α，SIRPα）相结合来抑制巨噬细胞的吞噬作用，从而促使肿瘤细胞实现免疫逃逸，促进肿瘤的生长与转移。抗 CD47 抗体通过阻断 CD47 与 SIRPα 结合，增强巨噬细胞对肿瘤细胞的吞噬作用，进而杀伤肿瘤细胞。到目前为止，已经开发了许多能够特异性阻断 CD47-SIRPα 信号通路的抑制剂，主要包括抗 CD47 抗体、抗 SIRPα 抗体、双特异性抗体和重组融合蛋白等。研究表明，靶向 CD47 单克隆抗体的主要作用机制包括以下几种：①阻断 CD47 与巨噬细胞表面受体 SIRPα 的结合，瓦解“别吃我”的抑制信号，促进巨噬细胞吞噬肿瘤细胞；② CD47 抗体促进树突状细胞吞噬肿瘤细胞，并将抗原呈递给 T 淋巴细胞，激活抗肿瘤适应性免疫反应；③ CD47 抗体通过 NK 细胞介导的抗体依赖性细胞介导的细胞毒作用（antibody dependent cell mediated cytotoxicity，ADCC）和补体依赖的细胞毒性（complement dependent cytotoxicity，CDC）消除肿瘤细胞；④ CD47 单抗激活肿瘤细胞凋亡途径，直接诱导肿瘤细胞凋亡。

Hu5F9-G4（Magrolimab）是一款人源化抗 CD47 抗体。一项抗 CD47 抗体 Magrolimab 联合 AZA 治疗 MDS 和 AML 的 Ⅰ b 期试验中，18 例未经治疗的中、高风险的 MDS 患者，13 例可评价的 MDS 患者均（100%）获得缓解，其中，7 例（54%）获得 CR，5 例（38%）获得骨髓 CR（3/5 例获得 HI），1 例仅获得 HI。患者对 Magrolimab+AZA 能够很好耐受，Magrolimab+AZA 的安全性与 AZA 单药相似，治疗相关的不良事件主要是贫血（37%）、中性粒细胞减少症（26%）和血小板减少症（26%），仅 1 例（2%）患者出现发热性粒细胞减少症，1 例患者因 AE 退出研究。

IMM01 是一款重组人信号调节蛋白 α- 抗体融合蛋白，结构包含 CD47 配体 SIRPα 膜外端第一个区域（domain 1，D1）和人 IgG1 的 Fc 区域，完整分子由 Fc 段的链间二硫键共价成同源二聚体，可通过阻断肿瘤细胞的 CD47 与巨噬细胞的 SIRPα 结合，从而逆转肿瘤细胞对巨噬细胞的抑制作用，同时该融合蛋白可以通过细胞膜表面的 Fc 受体激活巨噬细胞，最终消灭肿瘤细胞。

IMM01 联合阿扎胞苷用药的体内药效试验显示 IMM01 1.5 mg/kg 与阿扎胞苷 2 mg/kg 联用后，抑瘤作用与 IMM01 1.5 mg/kg 单用无显著差异，显著优于单用阿扎胞苷 2 mg/kg 组。IMM01 5 mg/kg 抑瘤作用优于 IMM01 1.5 mg/kg 与阿扎胞苷 2 mg/kg 联合组，且有显著统计学差异。一项评价 IMM01 联合阿扎胞苷治疗急性髓系白血病或骨髓增生异常综合征疗效和安全性的 Ⅰ b/ Ⅱ a 期临床研究正在入组中，另一项评价 IMM01 联合 AZA 作为初治 CMML 的一线治疗药物的疗效和安全性的开放标签、多中心Ⅱ期临床试验（NCT05140811）也在入组中。IMM01 可以非选择性阻断衰老红细胞表面的 CD47，所以这种人源化单克隆抗体最常见的不良反应是贫血。

（3）抗 PD-1 和 PD-L1 抗体：目前，获得美国 FDA 批准上市的 PD-1 抑制剂包括派姆单抗、纳武单抗等，PD-L1 抑制剂包括阿特珠单抗、度伐单抗和阿维单抗等。单药 PD-1/PD-L1 抑制剂多用于经 HMA 治疗的难治性 MDS 患者。一项多中心、多队列Ⅰ b 期临床研究（NCT01953692）采用派姆单抗 [10 mg/（kg · d）×1 天 /2 周] 治疗 27 例经 HMA（地西他滨 / 阿扎胞苷）治疗的复发 / 难治性 MDS 患者，其结果显示，患者 ORR 为 19%（5/27），0 例患者达 CR 或 PR，仅 5 例患者达 mCR，mOS 为 6 个月。另一项多中心、多队列Ⅱ期临床研究（NCT02530463）采用纳武单抗 [3 mg/（kg · d）×1 天 /2 周] 治疗 15 例经 HMA 治疗的复发 / 难治性 MDS 患者，结果显示，患者 ORR 为 13%（2/15），0 例患者达 CR 或者 PR，mOS 为 8 个月。PD-L1 抑制剂与 PD-1 抑制剂的疗效类似，一项多中心Ⅰ期临床研究（NCT02117219）结果显示，40 例经 HMA 单药治疗的复发 / 难治性 MDS 患者在接受度伐单抗 [10 mg/（kg · d）× 1 天 /2 周] 治疗后，其 ORR 为 18%（7/40），0 例患者达 CR 或 PR，7 例患者达 mCR，中 / 高危 MDS 患者的 mOS 为 8 个月。另一项多中心Ⅰb 期临床试验（NCT02508870）结果显示，接受阿特珠单抗（1200 mg/d × 1 天 /2 周）治疗的 11 例经 HMA 治疗的复发 / 难治性 MDS 患者的 ORR 为 0，mOS 为 8.7 个月。已有临床试验结果表明 PD-1/PD-L1 抑制剂治疗经 HMA 治疗的难治性 MDS 患者的 ORR 为 0 ～ 19%，mOS 为 6 ～ 8.7 个月，单用 PD-1/PD-L1 抑制剂治疗经 HMA 治疗的难治性 MDS 并没有展现出理想的疗效。尽管 PD-1/PD-L1 抑制剂联合 HMA 的疗效较 PD-1/PD-L1 抑制剂总体疗效有所提高，特别是对于那些经 HMA 初治的患者疗效更加显著，但 PD-1/PD-L1 抑制剂在 MDS 治疗中的作用尚有待更多的临床试验结果来加以验证。

（4）Alemtuzumab：美国国立卫生研究院（National Institutes of Health，NIH）进行的一项非随机、开放标签、探索性Ⅰ / Ⅱ期临床试验共入组了 32 例患者（其中中危Ⅰ患者 22 例，中危Ⅱ患者 7 例），入组标准为 HLA-DR15 阴性但年龄 + 红细胞输注依赖（RCTD）月数＜ 58，或 HLA-DR15 阳性且年龄 +RCTD 月数＜ 72。Alemtuzumab 给药方案为 10 mg/d，静脉滴注，连续

10 天。77%（17/22）的中危Ⅰ患者和 57%（4/7）的中危Ⅱ患者有效，中位起效时间为 3 个月。无明显不良反应，未发现 EB 病毒（Epstein-Barr virus，EBV）和巨细胞病毒（cytomegalovirus，CMV）的再激活。

（5）WT1 肽疫苗：MDS 患者有 WT1 高表达。WT1 合成肽疫苗 WT4869 Ⅰ / Ⅱ期临床试验的初步结果表明总有效率为 18.2%。

MDS 的疗效判断标准

70. MDS 的疗效判断标准

长时间以来，不同研究者执行各自的 MDS 疗效判断标准。MDS 临床治疗试验的疗效判定缺乏统一的标准，结果之间缺乏可比性。鉴于此，IWG 于 2000 年提出了 MDS 标化反应标准并于 2006 年进行了修订（表 24），较好地解决了这一问题，国际上现已普遍采用。该标准将 MDS 治疗目标分为 2 个档次，即改变疾病自然病程和改善患者生活质量。据此相应提出 4 组疗效标准：①改变疾病自然病程；②细胞遗传学反应；③生活质量；④血液学改善。该标准虽然是为规范 MDS 临床治疗试验而制定的，但也可在日常治疗 MDS 工作中参考使用。

表24 IWG修订的MDS治疗反应标准[1]

①改变疾病自然病程

完全缓解（CR）：反应须持续≥4周[2]

BM：bls≤5%[3]，各系细胞成熟正常，可允许继续存在dys[4]，但要加以注明

PB：Hb＞110 g/L；ANC≥1.0×10^9/L；PLT≥100×10^9/L，无bls，可继续存在dys

部分缓解（PR）：反应须持续≥4周

BM：bls较治疗前减少≥50%，但仍＞5%，不考虑有核细胞增生程度和dys

PB：同CR标准

骨髓CR：bls≤5%，且较治疗前减少≥50%，但PB血细胞减少未恢复，如果PB达到下述HI标准，须加以注明

稳定（SD）：未达到PR标准，但无下述PD证据，≥8周

失败（Failure）：治疗中死亡或疾病进展

CR或PR后复发：至少出现下列1种情况

BM中bls恢复到治疗前水平

ANC或PLT较缓解/有效时的最高值减少≥50%

Hb减少15 g/L或依赖输血

进展（PD）：至少出现下列1种情况

BM：bls＜5%者，增加≥50%，达到＞5%

bls为5%～10%者，增加≥50%，达到＞10%

bls为10%～20%者，增加≥50%，达到＞20%

bls为20%～30%者，增加≥50%，达到＞30%

PB：ANC或PLT较缓解/有效时的最高值减少≥50%，Hb减少≥20 g/L，依赖输血

生存时间的计算：

总生存时间（OS）：从进入治疗试验到任何原因死亡

无变故生存（EFS）：从进入治疗试验到治疗失败或任何原因死亡

无进展生存（PFS）：从进入治疗试验到PD或因MDS死亡

无病生存（DFS）：从获得CR到复发

特定原因死亡（CSD）：MDS相关死亡

②细胞遗传学反应：须用常规方法分析20个中期核分裂象

完全反应（CCR）：原有的染色体异常消失，且未出现新的异常

部分反应（PCR）：原有的染色体异常减少≥50%

③生活质量（QoL）

使用各种问卷或WHO体能积分

续表

④血液学改善（HI）[5]：反应须持续≥ 8 周
红细胞系反应（HI-E）：
治疗前 Hb ＜ 110 g/L 者，治疗后增加≥ 15 g/L
输血减少：（只用于治疗前 Hb ≤ 90 g/L 的依赖输血者）与治疗前 8 周相比，治疗后 8 周输注红细胞单位数减少≥ 4 个
PLT 反应（HI-P）：
治疗前 PLT ＜ 100×10^9/L 且＞ 20×10^9/L 者，治疗后净增≥ 30×10^9/L
治疗前 PLT ＜ 20×10^9/L 者，治疗后增至＞ 20×10^9/L，且增幅≥ 100%
ANC 反应（HI-N）：
治疗前 ANC ＜ 1×10^9/L 者，治疗后增加＞ 0.5×10^9/L
HI 后进展或复发[6]：≥下列 1 项
ANC 或 PLT 从最佳反应水平下降≥ 50%

注：BM，骨髓；PB，外周血；bls，原始细胞；dys，发育异常；ANC，中性粒细胞绝对值；NC，有核细胞数；NEC，非红系细胞数；PLT，血小板计数。

[1] 本表中的血常规测定值是指治疗前或治疗结束≥ 1 个月后至少相隔 1 周的 2 次测定的平均值（无输血影响）。

[2] 在某些情况下，化疗规划可能需在每 4 周或 8 周的期限之前就开始下一步治疗，这类患者的反应评定可归入开始进一步治疗时所符合的反应类别，在重复化疗疗程中出现的短暂性血细胞减少，随后又恢复到前一个疗程的改善值，这段过程不应影响对其化疗反应持续时间的判定。

[3] 如红系细胞＜ NC 的 50%，bls 按 NC 计算；如红系细胞＞ NC 的 50%，bls 按 NEC 计算。

[4] dys 的判断按 WHO 标准。

[5] 在同时有 HI-E 和 HI-P 两类反应时，在报告个别反应外，也将两者作为总体反应加以报告。

[6] 无急性感染、重复化疗疗程、脏器出血、溶血等其他原因。

2006 年 IWG 修订的 MDS 疗效评价标准在国际上广为应用，2018 年针对 LR-MDS 中的血液学改善部分进行了修订（表 25），2023 年 IWG 又针对 HR-MDS 做了进一步修订（表 26）。

表 25 MDS 患者 HI 标准

反应	IWG 2006（全部患者）	IWG 2018（LR-MDS 患者）
红细胞系反应（HI-E）	Hb 升高≥ 15 g/L 与治疗前 8 周相比，RBC 输注减少至少 4 U/8 周。仅治疗前 Hb ≤ 90 g/L 患者才纳入 RBC 输注反应评估	NTD：与治疗开始前 16 周内 2 次 Hb 测量（除任何输血外）的最低平均值比较，在 16 ～ 24 周的观察期内至少连续 2 次 Hb 测量≥ 15 g/L、持续 8 周 LTB：非输血依赖，与治疗前 16 周相比，在 16 ～ 24 周的观察期内在相同的输血政策下，至少 8 周没有任何输血 HTB：主要反应指对应于非输血依赖，与治疗前 16 周相比，至少 8 周内没有任何输血；轻微反应指与治疗前 16 周相比，至少 16 周内 RBC 减少至少 50%
血小板反应（HI-P）	治疗前 PLT ＞ 20×10^9/L：净增值≥ 30×10^9/L 治疗前 PLT ＜ 20×10^9/L：增高至＞ 20×10^9/L 且至少增高 100%	治疗前 PLT ＞ 20×10^9/L：净增值≥ 30×10^9/L 治疗前 PLT ＜ 20×10^9/L：增高至＞ 20×10^9/L 且至少增高 100% 此外，应考虑出血症状变化；治疗前＞ 100×10^9/L 者增量应报告
中性粒细胞反应（HI-N）	治疗前 ANC ＜ 1.0×10^9/L：增高≥ 100% 且净增值＞ 0.5×10^9/L	治疗前 ANC ＜ 1.0×10^9/L：增高≥ 100% 且净增值＞ 0.5×10^9/L 治疗前 ANC ＞ 1.0×10^9/L：ANC 增量应报告

注：NTD，无输血；LTB，低输血负担；HTB，高输血负担。

表 26 IWG 2023 疗效标准

反应	IWG 2006（全部患者）	IWG 2023（HR-MDS 患者）
完全缓解（CR）	BM：原始细胞≤ 5% 且所有细胞系成熟正常[a]；持续存在的发育异常应注明[a] PB：Hb ≥ 110 g/L；ANC ≥ 1.0×10^9/L；PLT ≥ 100×10^9/L；原始细胞为 0	BM：原始细胞≤ 5%[*]，可存在发育异常 PB：Hb ≥ 100 g/L；ANC ≥ 1.0×10^9/L；PLT ≥ 100×10^9/L；原始细胞为 0

续表

反应	IWG 2006（全部患者）	IWG 2023（HR-MDS 患者）
等同 CR*	—	基线原始细胞＜ 5% 时 • BM：原始细胞≤ 5%，可存在发育异常 • PB：Hb ≥ 100 g/L；ANC ≥ 1.0×10^9/L；PLT ≥ 100×10^9/L；原始细胞为 0 • 完全细胞遗传学反应
骨髓完全缓解（mCR）	BM：原始细胞≤ 5% 且较治疗前减少≥ 50% PB：不要求反应	取消
部分缓解（PR）	符合 CR 标准，除外： •BM 原始细胞较治疗前减少≥ 50%，但仍＞ 5% • 不考虑细胞增生程度和形态	符合 CR 标准，除外： • BM 原始细胞较治疗前减少≥ 50%，但仍＞ 5% • 不考虑细胞增生程度和形态
疾病稳定（SD）	未能获得至少 PR 但无进展证据＞ 8 周	取消
CR_L（CR_{uni} 和 CR_{bi}）	—	• BM：原始细胞≤ 5%，可存在发育异常 • PB：原始细胞为 0 • CR_{uni}：PB 不符合 CR 但仅下列 1 项：Hb ≥ 100 g/L，ANC ≥ 1.0×10^9/L，PLT ≥ 100×10^9/L • CR_{bi}：PB 不符合 CR 但仅下列 2 项：Hb ≥ 100 g/L，ANC ≥ 1.0×10^9/L，PLT ≥ 100×10^9/L
CRh	—	• BM：原始细胞≤ 5%，可存在发育异常 • PB：不符合 CR 或 CR_L，不需测量 Hb，ANC ≥ 0.5×10^9/L，PLT ≥ 50×10^9/L，原始细胞为 0
血液学改善（HI）	见表 11	同 IWG 2018： • 不符合 CR（或等同 CR）、CR_{uni} 或 CR_{bi} 标准 • HI-E • HI-P • HI-N

续表

反应	IWG 2006（全部患者）	IWG 2023（HR-MDS 患者）
细胞遗传学反应		
疾病进展（PD）	原始细胞＜ 5% 者：5% ＜原始细胞增加≤ 50% 原始细胞为 5% ～ 10% 者：10% ＜原始细胞增加≤ 50% 原始细胞为 10% ～ 20% 者：20% ＜原始细胞增加≤ 50% 原始细胞为 20% ～ 30% 者：30% ＜原始细胞增加≤ 50% 符合以下标准中的任何一项： • ANC 或 PLT 较最佳缓解 / 疗效时下降≥ 50% • Hb 下降≥ 20 g/L 依赖输血	符合以下标准中的任何一项 [#**]： • 由原始细胞引起的疾病进展：原始细胞较当前治疗前增加≥ 50%，且绝对比例增加至少 5% • 细胞减少恶化导致的疾病进展：8 周内新出现的、重复（＞ 1 次、间隔≥ 7 天）需要输注红细胞或血小板，与急性并发疾病（如败血症、胃肠道出血）或治疗效果无关，且至少 1 个系别其他细胞缺乏上述定义的 HI • AML 进展：20% ≤原始细胞较基线增加≤ 50%
疾病复发（disease relapse）	至少符合以下标准中的一项： • BM 原始细胞回升至治疗前水平 • ANC 或 PLT 较最佳反应时下降≥ 50% • Hb 下降≥ 15 g/L 或依赖输血	符合以下标准中的任何一项： • 原始细胞引起的疾病复发：原始细胞较当前治疗前增加≥ 50%，且绝对比例增加至少 5%；或 PB 原始细胞再现，或出现髓外肉瘤 • 细胞减少恶化引起的疾病复发：PLT 和（或）ANC 计数较最佳反应时减少≥ 50%，或 Hb 减少≥ 15 g/L，同时伴以下绝对减少：Hb ＜ 100 g/L，PLT ＜ 100×10^9/L，或 ANC ＜ 1.0×10^9/L 或与急性并发疾病（如败血症、胃肠道出血）或治疗效果无关的反复（＞ 1 次且间隔≥ 7 天）需要 RBC 或 PLT 输注；缺乏如上定义的至少 1 个系别其他细胞 HI
治疗失败	治疗期间死亡，或病情进展表现为血细胞减少加重、骨髓原始细胞增高或较治疗前发展为更晚期的 FAB 亚型	—

续表

反应	IWG 2006（全部患者）	IWG 2023（HR-MDS 患者）
HI 后进展或复发[a]	至少符合以下标准中的一项： • ANC 或 PLT 较最佳疗效时下降 ≥ 50% • Hb 下降 ≥ 15 g/L • 依赖输血	—

注：CR_L，有限计数恢复的 CR；CR_{uni}，1 个系别 CR；CR_{bi}，2 个系别 CR；CRh，部分血液学恢复的 CR。

[a] 在没有如感染、重复化疗疗程、胃肠出血、溶血等其他情况的解释。

[*] 患者在治疗开始前原始细胞 ≥ 5% 才被认为适合进行 CR、PR、CRh 或 CR_L 评估。全部 3 个系别计数恢复定义为 Hb ≥ 100 g/L、PLT ≥ 100 × 10^9/L 和 ANC ≥ 1.0 × 10^9/L，与基线 PB 无关。

[#] 建议进行骨髓活检以评估疾病进展。对于因需要输血支持而定义为疾病进展 / 复发的患者，将第一次输注红细胞和血小板的日期定为疾病进展的日期。

[**] 克隆性进展（定义为获得新的细胞遗传学或分子异常）可以作为临时进展标准进行报告。除非方案另有规定，否则这不一定构成临床进展。

71. 重视患者报告结局在 MDS 中的应用

MDS 常因外周血细胞减少相关的症状及体征而影响患者健康相关的生活质量（health related quality of life，HRQoL）。较低危组 MDS 的主要治疗目标是改善外周血血细胞计数、提高生活质量；较高危组 MDS 的主要治疗目标是延缓疾病进展和延长生存期。因此，评估患者的 HRQoL 对于评估症状负担及治疗效果尤为重要。患者报告结局（patient reported outcome，PRO）是评估患者生活质量的工具，是直接来自患者对自身健康状况、脏器功能状态及治疗感受的报告，不包括医务工作者、研究人员或其他任何人的解释或调整，被认为是捕捉症状性不良事件的“金标准”。

PRO 评估量表有：①针对癌症患者的 PRO 工具，如 EORTC QLQ-C30、癌症治疗功能评估－贫血量表（Functional Assessment of Cancer Therapy-Anemia，FACT-An）和血液恶性肿瘤患者报告结局（Hematological Malignancies-Patient-Reported Outcome，HM-PRO）等；②针对骨髓增生异常综合征的特异性 PRO 工具，如骨髓增生异常综合征生活质量量表（Quality of Life in Myelodysplasia Scale，QUALMS）、生活质量 -E（Quality of Life E，QoL-E）等；③症状特异性 PRO 工具，如 20 项多维度疲劳量表（20-item Multidimensional Fatigue Inventory，MFI-20）、9 项简要疲劳量表（9-item Brief Fatigue Inventory，BFI-9）、医院焦虑和抑郁量表（Hospital Anxiety and Depression Scale，HADS）和情绪状态简表（Profile of Mood State-Short Form，POMS-SF）等。

患者报告结局注重患者主观感受，能帮助我们更全面地评估患者症状负担、治疗效果及预后，评估总体 HRQoL 和其他类型如特定症状或功能限制的 PRO 的重要性已经得到 MDS 患者和血液学家的广泛认可，现也已建立了一系列核心 PRO。但在日常临床实践中，研究者及临床医师也需要多考虑填写问卷对患者造成的负担，如何选用最适合目标人群的 PRO 工具也仍是一项挑战。当特异性 PRO 工具的可靠性、有效性和反应性在目标人群中得到证明，计算机自适应系统等新技术被应用于量表的填写时，它在未来的 MDS 研究中定将得到更广泛的应用。

我是如何治疗 MDS 的：病例分享

病例 1：较低危组患者的治疗

患者，男，39 岁，因“发现白细胞减少 2 年、伴乏力 2 个月”于 2011 年 10 月 10 日来诊。患者 2 年前因痔疮切除行术前检查，血常规提示 Hb 125 g/L，WBC 3.64×10^9/L，PLT 119×10^9/L，未予重视。我院门诊血常规提示 Hb 73 g/L，WBC 1.37×10^9/L，NEC 0.38×10^9/L，PLT 104×10^9/L，RET 3.03%。骨髓穿刺涂片分类计数：骨髓增生活跃，粒细胞系占 18.5%，原始粒细胞占 1%，粒系细胞可见巨幼样变、胞浆颗粒减少，分叶粒细胞过分叶，发育异常粒细胞占粒细胞系比例为 34.0%；红细胞系占 51.5%，明显巨幼样变，易见花瓣样核、双核和红细胞，胞质可见 H-J 小体等，发育异常细胞占红细胞系的 46%。全涂片共见巨核细胞 196 个，分类 25 个，其中成熟有血小板形成的巨核细胞 17 个，成熟无血小板形成的巨核细胞 7 个，裸核巨核细胞 1 个，易见多圆核巨核细胞及多分叶巨核细胞，比例超过 10%，血小板散在易见。染色体核型：47，XY，+8[1]/46，XY[19]。FISH 检测提示 8 号染色体三体，阳性信号率为 0.2%（＜ 3.4% 为阴性）。*TET2* 基因 c.T2604G 突变（突变负荷 52.8%，突变导致编码蛋白氨基酸改变为 p.F868L）。血清 EPO 水平为 150 mIU/mL。SF 为 1139.5 μg/L。血清叶酸和维生素 B_{12} 水平正常。

确诊为 MDS-RCMD（2016 版 WHO 标准为 MDS-MLD），IPSS 预后分组为中危Ⅰ组，IPSS-R 预后分组为低危组。

【病例简析】

该患者为 38 岁的已婚男性，未育，确诊为 MDS-RCMD（按 WHO 版 2016 分型诊断标准为 MDS-MLD），IPSS 预后分组为中危Ⅰ组，IPSS-R 预后分组为低危组，无合并疾病。经与患者交流，患者希望在保证基本生活质量的同时努力追求长期生存，有接受 SCT 的意愿。患者父母均有慢性疾病，有一胞弟。临床处理第一步是让患者与其胞弟进行 HLA 高分辨配型，为今后可能接受 SCT 做准备。患者有生育愿望，考虑到治疗药物可能对精子质量有影响，为患者进行了精子冻存。

该患者 IPSS 预后分组为中危Ⅰ，IPSS-R 预后分组为低危组，外周血表现为贫血和中性粒细胞绝对值降低，此前无输血史，血清 EPO 水平为 150 mIU/mL，按 EPO 疗效预测积分系统 EPO 治疗可能高效，于 2011 年 11 月 1 日开始使用 EPO（1 万单位）皮下注射，每天 1 次。用药 1 个月后血红蛋白水平逐渐上升，用药 2 个月后血常规为 Hb 118 g/L，WBC 3.83×10^9/L，PLT 127×10^9/L。

EPO 逐渐减量至每周 1 次，Hb 水平维持在 115 ～ 120 g/L，WBC 计数和血小板计数亦基本稳定。

2013 年 9 月，血常规提示外周血 3 个系别细胞开始逐渐减少。2013 年 12 月 4 日，门诊查血常规为 Hb 70 g/L，WBC 1.25×10^9/L，NEC 0.25×10^9/L，PLT 76×10^9/L。2013 年 12 月 5 日复查骨髓穿刺检查提示增生活跃（–），粒细胞系占 39.0%，原始粒细胞占 6.0%，红细胞系比例为 36.5%，可见双核红，核碎裂，花瓣红，幼单核细胞为 2.0%，巨核细胞 5 个。染色体核型：46，XY，del（12）（p12）[9]/46，XY[11]。基因突变分析提示 *TET2* 基因 c.T2604G/p.F868L 突变（突变负荷 82.6%），*TP53* 基因 c.G818A/p.R273H 突变（突变负荷 22.6%）和 *RUNX1* 基因 c.G511A/p.D171N 突变（突变负荷 32.4%）。确诊为 MDS-RAEB-1，IPSS 预后分组为中危Ⅱ组，IPSS-R 预后分组为高危组。该患者与其胞弟 HLA 为 6/10 相合，在与患者交代病情变化后，患者同意接受 HSCT，但对单倍体 HSCT 存虑较多，因此立即启动在中华骨髓库和中国台湾地区的骨髓库寻找合适供体，找到 1 个 8/10 的无关供体，由于我国的一项多中心回顾性研究证实单倍体供体是那些无 HLA 全相合供体的 MDS 患者（特别是高危患者）的选择，因此，该患者于 2014 年 1 月接受清髓性预处理方案的单倍体 HSCT，移植后 4 个月血常规恢复正常，现仍为持续完全血液学、细胞遗传学和分子学治疗缓解。

病例 2：较高危组患者的治疗

患者，男，16 岁，因“低热、乏力、间断鼻衄 40 天”于 2010 年 12 月 20 日入我院。既往体健。入院查体：重度贫血貌，余无明显阳性体征。血常规：Hb 56 g/L，WBC 2.78×10^9/L，PLT 36×10^9/L。白细胞分类计数：中性杆状核粒细胞占 8%，中性分叶核细胞占 10%，嗜酸性杆状核粒细胞占 2%，淋巴细胞占 76%。骨髓穿刺涂片分类计数：增生活跃，粒细胞系占 31.5%，红细胞系占 36.5%，原粒细胞占 11.5%，全涂片见巨核细胞 358 个。骨髓病理：增生极度活跃，巨核细胞明显增多，嗜银染色（++）。骨髓单个核细胞流式细胞术免疫表型分析：异常细胞群占有核细胞的 8.81%，表达 CD7、CD117、CD34、CD10、HLA-DR、CD33，弱表达 CD13，部分表达 CD38。染色体核型：47，XY，+8[13]/48，XY，+6，+8，-10，+19[1]/46，XY[1]。确诊为 MDS-RAEB-2。IPSS 预后分组为高危组。

患者行 HLA 基因分型后在中华骨髓库寻找无关供体，但未找到 HLA 匹配供体。同时于 2011 年 12 月 26 日开始用 HAG 方案化疗。2011 年 2 月 7 日血常规：Hb 105 g/L，WBC 4.12×10^9/L，PLT 143×10^9/L。骨髓穿刺涂片分类计数：增生活跃，粒细胞系占 47.0%，红细胞系占 32.5%，原始粒细胞占 1.0%，全涂片见巨核细胞 18 个。

疗效判断：CR。

于 2011 年 2 月 8 日行第 2 个疗程 HAG 化疗，并在中国台湾地区的骨髓库及大陆脐带血库积极寻找供体。

【病例简析】

该患者骨髓原粒细胞占 11.5%，积 1.5 分；外周血 3 个系别细胞计数均减少，积 0.5 分；染色体核型为 47，XY，+8，积 0.5 分。IPSS 总积分为 2.5 分，预后分组为高危组。需要特别指出的是骨髓原始细胞包括原粒细胞、原单核细胞和原巨核细胞，在进行分型和预后危险度分组时骨髓原始细胞比例应按骨髓涂片细胞分类计数比例，而不是流式细胞术免疫表型分析的原始细胞比例。

该患者为 17 岁诊断为 RAEB-2、IPSS 分组为高危的患者，由于患者为独生子女，确诊后我们为其及其父母进行 HLA 基因分型，首先在中华骨髓库进行 HLA 匹配的无关供体筛选，未找到合适供体，因此选择 HAG 方案化疗，与此同时积极在中国台湾地区的骨髓库和脐带血库继续寻找 HLA 匹配的供体。该患者接受 1 个疗程 HAG 化疗后达 CR，在等待 HLA 匹配的无关供体过程中继续使用 HAG 巩固，第 2 个疗程后接受了其父提供的外周血干细胞半相合（7/10）HSCT。现患者处于持续完全缓解状态。

参考文献

1. 肖志坚，郝玉书．骨髓增生异常综合征的治疗选择．中华内科杂志，2007，46（4）：265-267.

2. 肖志坚，郝玉书．规范我国骨髓增生异常综合征的实验室检查和诊断．中华血液学杂志，2008，29（1）：1-2.

3. 肖志坚．重视骨髓增生异常综合征铁过载的诊断和治疗．中华血液学杂志，2011，32（8）：505-506.

4. 肖志坚，郝玉书．进一步规范和细化我国血细胞形态学检测．中华血液学杂志，2011，32（2）：73-74.

5. 肖志坚．进一步规范我国骨髓增生异常综合征的诊治策略．中华血液学杂志，2012，33（7）：505-506.

6. 肖志坚．骨髓增殖性肿瘤和骨髓增生异常综合征 / 骨髓增殖性肿瘤：开启分子诊断新时代．中华血液学杂志，2014，35（5）：385-386.

7. 肖志坚．地西他滨治疗骨髓增生异常综合征：规范和探讨在我国的临床应用．中华血液学杂志，2014，35（3）：185-186.

8. 肖志坚．骨髓增生异常综合征的精确诊断．中华血液学杂志，2015，36（5）：361-362.

9. 肖志坚. 骨髓增生异常综合征：已开启个体化治疗新时代？中国医药生物技术，2016，11（2）：114-115.

10. 肖志坚. 我如何治疗骨髓增生异常综合征. 中华血液学杂志，2017，38（4）：268-271.

11. 肖志坚. 从 dysplasia 来理解骨髓增生异常综合征. 中华血液学杂志，2018，39（3）：177-178.

12. 肖志坚. 骨髓增生异常综合征诊断的方法学：现况与问题. 国际输血及血液学杂志，2019，42（2）：93-97.

13. 肖志坚. 骨髓增生异常综合征的昨天、今天和明天. 国际输血及血液学杂志，2020，43（3）：185-189.

14. 肖志坚. 我国骨髓增生异常综合征的诊治现况及挑战. 内科理论与实践，2020，15（5）：281-284.

15. 肖志坚. 二代测序技术检测基因突变在骨髓增生异常综合征的应用：现况与问题. 肿瘤防治研究，2021，48（11）：985-988.

16. 肖志坚. 血液病合理用药. 2 版. 北京：人民卫生出版社，2009.

17. 肖志坚. 骨髓增生异常综合征肖志坚 2018 观点. 北京：科学技术文献出版社，2018.

18. 王建祥. 血液系统疾病诊疗规范. 2 版. 北京：中国协和医科大学出版社，2020.

19. 王建祥，肖志坚，沈志祥，等. 邓家栋临床血液学. 2 版. 上海：上海科学技术出版社，2020.

20. 肖志坚. 血液系统疾病实验诊断规范. 北京：中国协和医科大学出版社，2023.

21. SHI Z，LI B，HUANG H，et al. Prognostic impact of red blood cell distribution width in myelodysplastic syndromes. Br J Haematol，2019，186（2）：352-355.

22. HUANG H，QIN T，XU Z，et al. Mutational features of myelodysplastic syndromes with Auer rods reveal them are more akin to acute myeloid leukemia. Br J Haematol，2020，188（5）：796-800.

23. HUANG H，XU C，GAO J，et al. Severe ineffective erythropoiesis discriminates prognosis in myelodysplastic syndromes：analysis based on 776 patients from a single centre. Blood Cancer J，2020，10（8）：83.

24. CAZZOLA M. Myelodysplastic Syndromes. N Engl J Med，2020，383（14）：1358-1374.

25. QU S，LI B，QIN T，et al. Molecular and clinical features of myeloid neoplasms with somatic DDX41 mutations. Br J Haematol，2021，192（6）：1006-1010.

26. HUANG H，ZHANG W，CAI W，et al. VEXAS syndrome in myelodysplastic syndrome with autoimmune disorder. Exp Hematol Oncol，2021，10（1）：23.

27. HUANG H，WU J，QIN T，et al. Is race important in genomic classification of hematological neoplasms? Hematol Oncol，2021，39（5）：728-732.

28. LIU Y C，KWON J，FABIANI E，et al. Demethylation and up-regulation of an oncogene after hypomethylating therapy. N Engl J Med，2022，386（21）：1998-2010.

29. KHOURY J D，SOLARY E，ABLA O，et al. The 5th edition of the World Health Organization classification of haematolymphoid tumours：myeloid and histiocytic/dendritic neoplasms. Leukemia，2022，36（7）：1703-1719.

30. ARBER D A, ORAZI A, HASSERJIAN R P, et al. International consensus classification of myeloid neoplasms and acute leukemia: integrating morphological, clinical, and genomic data. Blood, 2022, 140（11）: 1200-1228.

31. BERNARD E, TUECHLER H, GREENBERG P L, et al. Molecular international prognostic scoring system for myelodysplastic syndromes. NEJM Evidence, 2022, 1（7）: 1399-1420

32. ZHANG Y, WU J, QIN T, et al. Comparison of the revised 4th（2016）and 5th（2022）editions of the World Health Organization classification of myelodysplastic neoplasms. Leukemia, 2022, 36（12）: 2875-2882.

33. WU J, ZHANG Y, QIN T, et al. IPSS-M has greater survival predictive accuracy compared with IPSS-R in persons ≥ 60 years with myelodysplastic syndromes. Exp Hematol Oncol, 2022, 11（1）: 73.

34. ZHANG Y, WU J, XU Z, et al. Impact of the International consensus classification of myelodysplastic syndromes. Br J Haematol, 2023, 201（3）: 443-448.

35. LIU L, LI B, XU Z, et al. Validation and comparison of 5th edition World Health Organization classification（WHO 2022）and International Consensus Classification proposals for MDS-SFB31. Br J Haematol, 2024, 205（3）: 942-946.

36. LI F, QIN T, LI B, et al. Predicting survival in patients with myelodysplastic/myeloproliferative neoplasms with SF3B1 mutation and thrombocytosis. Leukemia, 2024, 38（6）: 1334-1341.

出版者后记

Postscript

科学技术文献出版社自 1973 年成立即开始出版医学图书，50 余年来，医学图书的内容和出版形式都发生了很大的变化，这些无一不与医学的发展和进步相关。“中国医学临床百家”从 2016 年策划至今，感谢 700 余位权威专家对每本书、每个细节的精雕细琢，现已出版作品近 300 种。2018 年，丛书全面展开学科总主编制，由各个学科权威专家指导本学科相关出版工作，我们以饱满的热情迎来了“中国医学临床百家”丛书各个分卷的诞生，也期待着“中国医学临床百家”丛书的出版工作更加科学与规范。

近几年，中国的临床医学有了很大的发展，在国际医学领域也开始崭露头角。以首都医科大学附属北京天坛医院牵头的 CHANCE 研究成果改写美国脑血管病二级预防指南为标志，中国一批临床专家的科研成果正在走向世界。但是，这些权威临床专家的科研成果多数首先发表在国外期刊上，之后才在国内期刊、会议中展现。如果出版专著，又为多人合著，专家个人的观点和成果精华被稀释。为改变这种零落的展现方式，作为科技部主管、中国科学技术信息研究所主办的中央级综合性科技出版机构，我们有责任为中国的临床医师提供一个系统展示临床研究成果的舞台。为此，我们策划出版了这套高端医学专著——“中国医学临床百家”丛书。

“百家”既指临床各学科的权威专家，也取百家争鸣之义。

丛书中每一本书阐述一种疾病的最新研究成果和专家观点，按年度持续出版，强调医学知识的权威性和时效性，以期细致、连续、全面展示我国临床医学的发展历程。与其他医学专著相比，本丛书具有出版周期短、持续性强、主题突出、内容精练、阅读体验佳等特点。在图书出版的同时，同步通过万方数据库等互联网平台进入全国的医院，让各级临床医师和医学科研人员通过数据库检索到专家观点，并能迅速在临床实践中得以应用。

在与作者沟通过程中，他们对丛书出版的高度认可给了我们坚定的信心。北京协和医院邱贵兴院士说“这个项目是出版界的创新……项目持续开展下去，对促进中国临床学科的发展能起到很大作用”。我们感谢这么多临床专家积极参与本丛书的写作，他们在深夜里的奋笔，感动着我们，鼓舞着我们，这是对本丛书的巨大支持，也是对我们出版工作的肯定，我们由衷地感谢作者的支持与付出！

在传统媒体与新兴媒体相融合的今天，打造好这套在互联网时代出版与传播的高端医学专著，为临床科研成果的快速转化服务，为中国临床医学的创新和临床医师诊疗水平的提升服务，我们一直在努力！

科学技术文献出版社